Wie ich Colitis ulcerosa besiegte

Marlene Toussaint

Wie ich COLITIS ULCEROSA besiegte

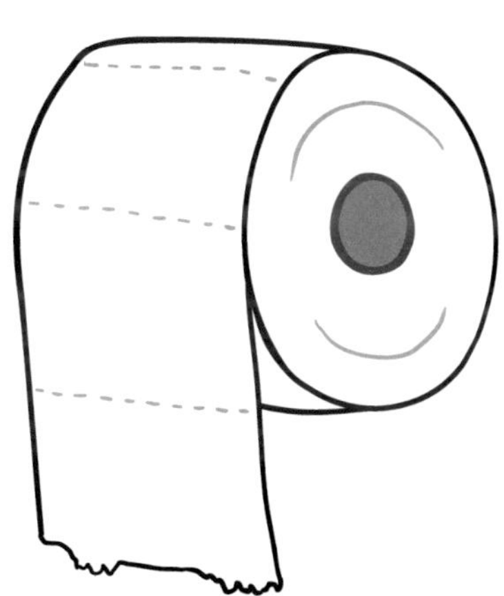

Mato-Verlag

ISBN: 978-3-396795-77-6
Mato-Verlag Marlene Toussaint: Memmingen/Allgäu
Am Geisberg 6, 87779 Trunkelsberg
Tel./Fax 08331-494445
www.mato-verlag.de

Cover und Layout: Team W65
Coverabbildungen: Alexas_Fotos/b0red, Pixabay.com
Foto (Nebenseite), gemalt von: Marita Zacharias,
www.kunstmalerei-mz.de, E-Mail: MaritaZacharias@gmx.de

Lektorat: Dr. Bärbel Müller, Tannenweg 15, 14482 Potsdam,
Tel. 0331-550 3775, E-Mail: kontakt@korrekturservice.org

Druck und Bindung: Wir machen Druck
Printed in Germany

Die Bücher sind auch als E-Books erhältlich.

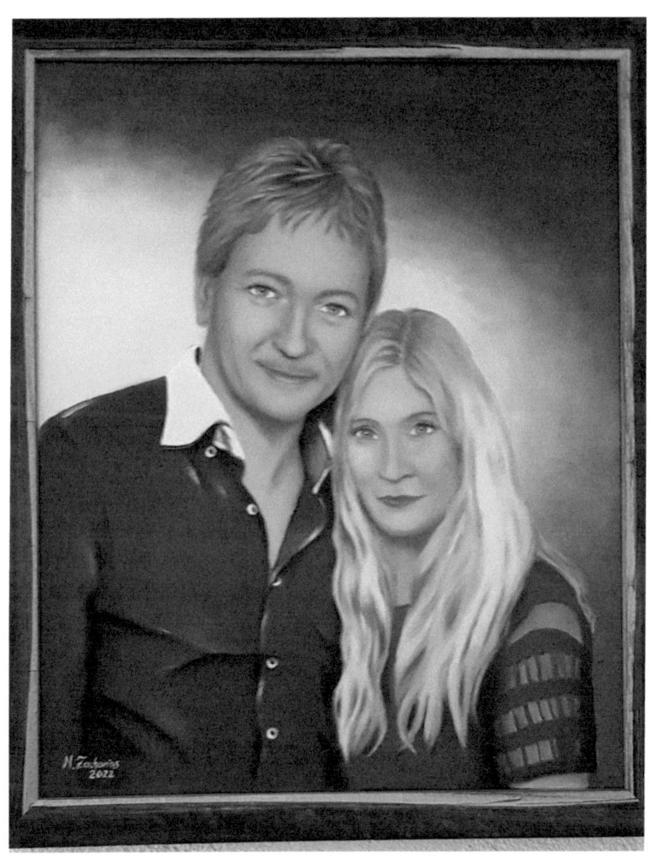

Dieses Buch widme ich meinem Lebensgefährten Alfi, der in den schwersten Stunden meines Lebens immer mit Liebe und Verständnis zu mir gehalten hat.

Danke

Vorwort

Niemals hätte ich gedacht, dass ich mit 66 Jahren an so einer tückischen Krankheit wie Colitis ulcerosa erkranken würde. Meine Enkelkinder sangen noch, als ich in Rente kam: »Mit 66 Jahren, da fängt das Leben an.« Damals glaubte ich auch daran: »Nun wird mein Leben etwas leichter.« Denn Arbeit hatte ich noch genug, aber ich musste mir keinen Wecker mehr stellen, um morgens um 6 Uhr zur Arbeit zu gehen. Aber weit gefehlt, nun ging meine Hölle erst richtig los, und diese dauerte genau fünf Jahre. Aber kein Arzt und keine Diät konnten mir helfen. Nur die Natur hat mir genau das gegeben, was mein Darm benötigte. Es heißt ja auch, Gott hat gegen jede Krankheit ein Kraut wachsen lassen, und das hatte ich nun nach langer Suche gefunden. Seit einem Jahr habe ich keine Colitis ulcerosa mehr. Ich wollte das Buch nicht schreiben, denn wer berichtet schon gerne über seine Darmtätigkeit. Aber dann dachte ich mir, Marlene, damit könntest du Menschen helfen, die genau das gleiche Leiden wie du durchleben. Ich möchte, dass Sie auch wieder gesund werden. Und das ist der Grund, warum ich mein Leben so vor Ihnen ausbreite. Es ist sehr unangenehm, aber ich möchte helfen. Ich habe in meiner Not immer nach Büchern gesucht. Aber alle beschrieben das Gleiche. Unheilbar, damit muss man leben. Diät machen und Diät halten. Medikamente nehmen. Vor allem Cortison. Einige verkauften auch Mittelchen, die angeblich CU verschwinden lassen, wie Pilze, Bentonit usw. Mein Geldbeutel wurde immer leerer, aber leider hat mir nichts geholfen. Vielleicht hilft es anderen Menschen, aber bei mir trat der versprochene Erfolg leider nicht ein. Und ich musste an die Worte von Prof. Dr. Pfeifer denken: »Wenn Sie ein Mittel gegen Colitis ulcerosa finden, bekommen Sie den Nobelpreis, denn diese Krankheit ist leider nicht heilbar. Stellen Sie sich darauf ein, denn diese Krankheit wird Sie ein Leben lang begleiten.« Aber das wollte ich nicht annehmen, sondern experimentierte so lange und so oft, bis es mir gelungen ist, aus der Hölle wieder ins Licht zu gehen. Das Gleiche wünsche ich mir auch für Sie. Ich werde Ihnen berichten, wie es mir auf dem Weg dorthin ergangen ist.

Was konnten die Auslöser für meine Krankheit sein?

Schon als Mädchen war ich immer sehr ehrgeizig und zielstrebig. Ich setzte mich immer selbst unter Druck. Dann machte ich eine Lehre bei einem Zahnarzt, wo wir noch nach dem alten Schema die Amalgamfüllungen für die Zähne selbst anrühren mussten. Diese bestanden aus einer Mischung von Silber, Kupfer, Zinn und Quecksilber. Und all diese Teilchen gingen beim Ausdrücken in meine Hände.

Außerdem hatte ich ständig Probleme mit den Mandeln. Diese waren bis zu dreimal im Jahr vereitert. Jedes Mal bekam ich Antibiotika, und das über mehrere Jahre, bis man mir die Mandeln entfernte. Ich bin der Meinung, dass Antibiotika eine der wesentlichen Ursachen meiner Darmerkrankung waren. Denn früher bekam man Antibiotika verschrieben, als würde es sich um Bonbons handeln. Man war sich damals des Ausmaßes möglicher Folgeerkrankungen nicht bewusst. Und man bekam zu der Zeit keine Medikamente, welche den Darm wieder aufbauten.

Dann ging ich für zwei Jahre in die französische Schweiz, wo ich zwei Berufe ausübte. Ich fing morgens um 6 Uhr an mit meiner Arbeit und hörte nachts um 24 Uhr auf zu arbeiten. In Montreux lernte ich meinen zukünftigen Mann kennen und wir gingen dann gemeinsam nach Südafrika. Ich machte mich mit einem Monatslohn selbstständig und das Geschäft lief sehr gut. Aber mein Ex-Mann hatte immer die Finger in der Kasse und kaufte irgendwelchen Blödsinn. Er war kaufsüchtig. Nachdem dann unsere Tochter geboren wurde, verkauften wir das Geschäft und gingen wieder nach Deutschland zurück.

Wir kamen in das schöne Städtchen Kempten im Allgäu. Ich bekam noch ein weiteres Kind und wollte mich deshalb wieder selbstständig machen. Ich eröffnete in Kempten die »Schatztruhe« mit Geschenken aus aller Welt. Diese lief auch sehr gut, aber in der Zwischenzeit habe ich mich scheiden lassen und mein Ex-Mann verschwand wieder nach Südafrika, ohne Unterhalt zu zahlen. Also musste ich noch mehr arbeiten. Um etwas mehr Zeit für meine Kinder zu haben, verkaufte ich das Geschäft und wurde Filialleiterin bei »Schuh und Sport Mayer«. Ich glaubte, dann mehr Zeit für die Kinder zu haben. Aber das war nicht so. Mein Arbeitstag war zehn bis zwölf Stunden lang. Natürlich habe ich damals sehr gut verdient, aber ich hatte immer Stress. Ich war am Morgen die Erste und am Abend die Letzte im Geschäft. Meine Kinder musste ich in den Kinderhort und in die Schule bringen und wieder abholen lassen.

In Kempten musste ich so viel Miete zahlen und habe mich entschlossen, eine Eigentumswohnung zu kaufen. Ich hatte gerade einmal einen Bausparvertrag mit 25 000 Euro und kaufte dann eine schöne Wohnung in einem Dreifamilienhaus im Grünen für damals 100 000 Euro. Die Wohnung war vermietet und der damalige Mieter wollte nicht ausziehen. Als ich mich dann damit abgefunden hatte, kündigte er drei Monate später die 125 qm große Wohnung. Dann entschloss ich mich, ein Haus zu bauen, und verkaufte die Wohnung mit einem Gewinn von 30 000 Euro. In Kempten war es damals zu teuer und ich baute ein Dreifamilienhaus in Memmingen. Es war ein wahnsinniger Stress für mich. Zumal ich meine Stelle in Kempten als Filialleiterin gekündigt hatte und meine neue Arbeitsstelle menschlich gesehen eine Katastrophe war. Es war ein Ort, wo es viel Neid und Missgunst gab. Ich galt immer als die Reiche, die es nicht nötig hat, zu arbeiten, weil sie ja ein Dreifamilienhaus besitzt und davon zwei Wohnungen vermietet sind. Aber damals lagen die Bauzinsen bei 10 Prozent und ich kam oft vor lauter Sorgen nicht mehr in den Schlaf. Irgendwann hatte ich auch noch Mieter, die keine Miete zahlten, während ich aber meine Schulden abbezahlen musste.

Schließlich kam mir der Gedanke, noch eine kleine Wohnung am Bodensee zu kaufen mit Blick auf den See und sie als Ferienwohnung zu vermieten. Danach wurden meine Nächte noch schlafloser. Denn ich hatte die Ferienwohnung, die zum Glück möbliert war, wieder ohne Eigenkapital gekauft. Der Banker, ein Bekannter von mir, sagte immer: »Marlene, das machst du schon, ich vertraue dir.«

Dann kaufte ich eine Wohnung in Oberstaufen, wieder ohne Eigenkapital. Diese habe ich auch an Feriengäste vermietet. In der Zwischenzeit habe ich Vollzeit gearbeitet, meine Mutter, die von Saarbrücken zu mir ins Haus zog, noch gepflegt und ich machte die ganzen Vermietungen und nebenher noch Werbung. Irgendwie war mein Leben nur noch Stress. Ich fand kaum noch Schlaf, machte mir ständig Gedanken, ob ich die 5 000 Euro mit all den Nebenkosten im Monat überhaupt noch erwirtschaften konnte.

Da mein Interesse immer der Medizin galt, machte ich neben meiner Arbeit noch eine Ausbildung von drei Jahren Dauer zur Heilpraktikerin. Als ich 58 Jahre alt war, wurde meine Lebensversicherung fällig. Die Auszahlung sollte 90 000 Euro betragen. Aber wegen der gefallenen Zinsen bekam ich nur noch 60 000 Euro. Viel Geld, aber da ich so viele Schulden hatte, war diese Summe nur ein Tropfen auf den heißen Stein. Dann hatte ich aber noch immer einen Traum, den ich mir erfüllen wollte, das war ein Ferienhaus mit Blick auf den Bodensee. Ich war nun 58 und dachte, bald bekomme ich keinen Kredit mehr von der Bank, ab 60 ist das nicht mehr möglich. Also baute ich mit einer Arbeitskollegin eine Doppelhaushälfte am Bodensee und bekam wieder ohne Eigenkapital das Geld. Und mein Schuldenkonto wurde immer höher, aber mein Ehrgeiz kannte keine Grenzen. Ich erinnere mich noch an die Worte meiner Tochter: »Mama, wenn dir etwas passiert, werde ich das Erbe ausschlagen, denn du bist zu hoch verschuldet.« Ihre Worte riefen mich wieder in die Realität zurück. Mit dem Hausbau am Bodensee kam ich an mein Limit. Obwohl wir die Genehmigung vom Bürgermeister hatten, das Haus als Ferienhaus vermieten zu dürfen, klagten die Nachbarn dagegen und die Vermietung wurde eingestellt, bis ein Urteil kam. Dann durften wir wieder vermieten, aber nur eingeschränkt an bis zu sechs Personen, obwohl das Haus für acht Personen ausgelegt ist. Dann verkaufte ich die kleine Ferienwohnung am Bodensee, um damit einen Teil meiner Schulden zu tilgen. Aber der Schuldenberg war zu hoch und ich verkaufte auch die Ferienwohnung in Oberstaufen. Aber alles zu einem sehr günstigen Preis. Als dann meine Schulden überschaubarer wurden, starb meine Mama und kurz darauf starben noch zwei meiner besten Freundinnen. Dann ging etwas in mir vor, was ich nicht erklären konnte. Der ganze Druck und der Stress haben mir meine Gesundheit geraubt. Es fing schleichend an. Ich fühlte mich schwach, müde, unkonzentriert, wurde immer dünner. Zuerst hatte ich ständig Blähungen, dann immer häufiger Durchfall. Das schob ich allerdings immer aufs Essen – an Colitis ulcerosa dachte ich damals überhaupt nicht. Mein Sohn zog bei mir aus, weil er mit seiner Freundin zusammenziehen wollte, und dann trennte ich mich nach 30 Jahren von meinem Lebensgefährten. Plötzlich kam alles zusammen. Ich war total am Boden zerstört.

Mein Besuch beim Hausarzt

Es passierte selten, dass ich morgens nicht aufstehen wollte, aber eines Tages hatte ich fürchterliche Darmschmerzen auf der linken Seite. Ich half mir immer selbst, aber dieses Mal konnte ich mir nicht helfen. Ich fuhr nach Kempten zum Arzt und schilderte ihm meine Symptome. Er meinte: »Hoffentlich ist es nur eine leichte Darmentzündung, die wir wieder in den Griff bekommen.« Das Wort »Colitis ulcerosa« fiel in dem Moment noch nicht. Er schickte mein Blut ein, mein Stuhl wurde untersucht und er verschrieb mir »Myrrhinil Intest« – das besteht aus Kaffeekohlepulver, Kamillenblüten und Myrrhepulver. Und zur Unterstützung der Darmflora »Mutaflor« und »Orthomol immun«, um wieder zu Kräften zu kommen. Das muss man alles selbst zahlen und es ist auch nicht günstig. Doch nachdem ich diese Medikamente eingenommen hatte, schien es mir schon etwas besser zu gehen.

Aber dann irgendwann, einige Monate später, konnte ich nicht mehr aus dem Bett, denn ich hatte wieder furchtbare Schmerzen auf der linken Seite und ich quälte mich ständig auf die Toilette. Dann dachte ich mir, jetzt schreibe ich mal auf, bei welchem Essen ich Durchfall bekomme. Am Schluss stand auf meinem Zettel: Egal was ich esse, ich muss immer auf die Toilette. Ich musste zwischen 30–40 Mal rennen und wäre nicht in der Lage gewesen, einen Arzt aufzusuchen. Mein Po war wund und schmerzte, ich ließ mir vierlagiges Toilettenpapier mitbringen und nahm eine Creme mit kolloidalem Silber, die mir auch sehr gut half. Noch immer war ich der Meinung, das müsse ja irgendwann mal aufhören, es wäre sicher ein Virus. Aber es hörte nicht auf und ich machte wieder einen Termin beim Hausarzt. Ich überlegte ständig, was ich tun musste, um unbeschadet nach Kempten zum Arzt zu kommen. Dann fiel mir »Imodium akut Duo« ein, um mit der Bahn ohne Zwischenfälle nach Kempten zu kommen. Ich fuhr mit dem Zug, denn ich brauchte unbedingt eine Toilette in meiner Nähe. Im Zug setzte ich mich neben die Toilette auf einen Platz, wo man nicht so gerne sitzen möchte wegen des Geruchs, und ich hoffte, dass diese nicht gerade besetzt wäre, wenn es bei mir erforderlich würde. Denn wenn man muss bei CU, dann sofort, sonst ist alles zu spät. Als ich dann vom Arzt untersucht wurde, sagte er: »Sofort Antibiotika, denn wenn der Darm platzt, haben wir ein Problem. Daran sind schon einige Menschen gestorben.« Dann bekam ich Antibiotika verschrieben und tatsächlich beruhigte sich der Darm wieder und ich war glücklich. Seine letzten Worte waren noch: »Wenn es wiederkommt, unbedingt zu einem Gastroenterologen, er kann feststellen, ob es Colitis ulcerosa ist.«

Mein Termin beim Gastroenterologen

Ich sträubte mich vor diesem Termin. Denn es würde der Tag der Wahrheit werden. Der erste Termin war die Besprechung. Ich sagte dem Arzt, dass ich keine Narkose möchte bei der Untersuchung, sondern sie mir gerne anschauen würde. Denn ich wusste, wenn man bei Bewusstsein ist, arbeiten die Ärzte vorsichtiger, und außerdem hatte ich auch Interesse, alles mitzuerleben. Dann bekam ich das Mittel zwecks Darmentleerung. Zitrone oder Orange, ich entschied mich für das Orangenpulver. Das musste man am Vortag mehrmals trinken, bis der Darm sauber war. Und am Tag der Untersuchung sollte man noch einmal um 5 Uhr in der Früh aufstehen, um den Rest zu trinken. Noch auf dem Weg zum Arzt hatte ich Probleme, das durchzuhalten, obwohl der Darm ja leer war. Dann kam ich auf den Behandlungstisch und schaute mir meinen Darm von innen an. Der Dickdarm war komplett gerötet, das war also die Entzündung, die mich so quälte – und ich stand erst am Anfang meines Leidens und bin froh, dass ich das Ausmaß damals noch nicht kannte und was da noch alles auf mich zukam. Der Arzt meinte: »Ich nehme ein paar Proben von Ihrem Darmgewebe und das werden wir dann einschicken. Ich kann Ihnen aber jetzt schon sagen, dass Sie Colitis ulcerosa haben.« Er verschrieb mir »Budenofalk«, die sollte ich drei Monate einnehmen, und zwar drei Tabletten am Tag, je 3 mg morgens, mittags und abends. Das Medikament, auch »Salufalk«, wirkt direkt im Darm und hemmt die Entzündung. Anschließend müsse ich »Mezavant« einnehmen. Und tatsächlich es ging mir nach den ersten zwei Wochen bereits viel besser. Auf meine Frage, ob ich Diät halten sollte, meinte der Arzt: »Das bringt überhaupt nichts, es liegt nicht am Essen.« Und tatsächlich war er nicht der einzige Arzt, der mir das sagte. Ich habe auch immer gesund gelebt, keine Dosen geöffnet, nur frisch gekocht, kein McDonald's besucht. Nur eine Sache war sicher nicht gut, und das habe ich mein ganzes Leben lang gemacht: Ich habe täglich 1 l Milch getrunken. Und heute bin ich mir sicher, dass die Faktoren Stress, Milch, übertriebene Sauberkeit, Antibiotika und Amalgam bei mir Colitis ausgelöst haben. Allerdings kommen noch ein paar andere Gründe dazu, über die ich später noch berichten werde, damit Sie das in Zukunft besser machen können.

Als es mir dann wieder besser ging, wollte ich auch nicht mehr zum Arzt, um eine Weiterbehandlung zu machen. Denn Cortison hat bei mir richtige Hungerattacken ausgelöst, dem wollte ich mich nicht mehr aussetzen. Ständig stand ich vor dem Kühlschrank. Da ich aber auf 49 kg abgemagert war, konnte man die Gewichtszunahme nicht erkennen. Ich war auch nicht traurig darüber. Aber der ständige Gang zum Kühlschrank war so lästig. Ich kann Ihnen nur raten: Nehmen Sie Ihre Termine wahr, denn wenn nicht, kann es noch viel schlimmer kommen. Wie bei mir.

Telefonat mit meiner Freundin

Ich rief meine Schulfreundin in Saarbrücken an, denn ich hatte schon länger nichts mehr von ihr gehört. Am Telefon machte sie einen eher ruhigen und traurigen Eindruck. Ich fragte: »Was ist mit dir?« Von meiner Krankheit wollte ich nichts sagen, denn es war mir peinlich. Sie sagte: »Ich war drei Wochen im Krankenhaus und wäre fast gestorben.« Und außerdem wiege sie nur noch 48 kg, sei total abgemagert. Ich wollte unbedingt wissen, was ihr fehlte. Sie meinte: »Sicher kennst du die Krankheit gar nicht, die ist gar nicht so häufig, aber ich habe sie leider bekommen.« Dann sagte sie leise: »Colitis ulcerosa.« »Oh wir furchtbar«, rief ich, »diese Krankheit ist mir ein Begriff, denn auch ich habe Colitis ulcerosa. Nur ins Krankenhaus musste ich noch nicht, trotz der Schmerzen. Aber immer die Angst, nicht rechtzeitig eine Toilette zu finden, das ist für mich ganz schlimm.« Sie berichtete mir dann, dass sie viel Blut verloren habe und sehr wahrscheinlich ihr Leben lang Cortison nehmen müsse, wie ihr Arzt gesagt habe. Aber es wären nur 5 mg am Morgen, damit könne sie gut leben, da seien die Nebenwirkungen auch nicht mehr so schlimm. Ich kann Ihnen berichten, dass meine Freundin mit ihren 5 mg Cortison sehr gut gefahren ist; sie nimmt diese noch heute in der gleichen Dosierung und hatte nie mehr einen Schub. Als sie aber versuchte, das Cortison abzusetzen, hat es bei ihr gleich wieder mit den Durchfällen angefangen. Sie erzählte mir auch, dass sie keine spezielle Diät mache, aber manche Dinge meide. Und sie sei mit 5 mg Cortison sehr gut eingestellt, und das ohne erhebliche Nebenwirkungen.

Colitis ulcerosa

Sicher haben Sie sich schon erkundigt bei Ihrem Arzt oder im Internet, was diese Krankheit so alles anstellt mit uns und was sie auslöst. CU ist eine Entzündung des Dickdarms und äußert sich durch extreme Bauchschmerzen, Durchfall und Blutungen. Die Darmschleimhaut dient auch als Barriere gegen Krankheitserreger. Ungefähr 170 000 Menschen in Deutschland haben CU. In der Regel verläuft die Krankheit in Schüben und das Alter für die Erkrankung liegt zwischen dem 15. und 40. Lebensjahr. Ich habe aber auch schon gelesen, dass Kleinkinder betroffen waren, allerdings in geringer Zahl. Männer und Frauen sind gleichermaßen betroffen. Aber es können noch weitere Symptome auftreten, z. B. Augenentzündung, Gelenkschmerzen, Gewichtsverlust und ein sehr schlechtes Hautbild. Es gibt Menschen, bei denen sind die beschwerdefreien Zeiten recht lang. Allerdings kann ein Schub je nach Entzündungsgrad extrem lange dauern und sehr schmerzhaft sein mit Blutungen und bis zu 40 Toilettengängen am Tag. Von Schmerzen ist hauptsächlich die linke Seite betroffen. Auch die Psyche, nimmt man an, kann einen CU-Schub auslösen, z. B. ständige Probleme in der Familie, mit dem Partner, beim Verlust eines

Familienmitglieds, Probleme am Arbeitsplatz oder Geldsorgen. Aber CU verkürzt nicht das Leben, sondern die Mediziner behaupten, dass durch die häufigen Untersuchungen des Darms auch Darmkrebs verhindert werden kann. Nach Auskunft der Ärzte ist die Krankheit gut zu kontrollieren, aber nicht heilbar.

Man behauptet, Colitis ulcerosa liege in der Familie. Bei mir war das allerdings nicht der Fall. Selbst die Eltern und Großeltern litten nicht an der Krankheit. Ich kann aber behaupten, dass es noch einen Grund gibt, warum ich CU bekam, und zwar die extreme Sauberkeit. Meine Hände habe ich bis zu 30 Mal am Tag gewaschen. Wenn ich auf der Toilette war und die Möglichkeit hatte, mich zu waschen, habe ich das getan. Ich habe mindestens zweimal am Tag geduscht und hatte und habe immer noch ein Desinfektionsspray in meiner Handtasche. Zur Coronazeit wurde ich noch verrückter, was die Hygiene anging. Man zerstört dadurch auch die guten Mikroorganismen, die der Darm dringend benötigt. Deshalb gibt es in den Entwicklungsländern keine CU – es ist eine Krankheit der Industrienationen. Ein gesunder Darm wird von ca. 150 verschiedenen Bakterienarten bei seiner Funktion unterstützt. Etwa 100 Billionen Bakterien siedeln sich in einem gesunden Darm an.

Bei Morbus Crohn und Colitis ulcerosa kann man einen Behindertenausweis beantragen. Je nach Schweregrad der Krankheit variieren die Prozente zwischen 20 und 50 Prozent. Mit einer CU oder Morbus Crohn steht Ihnen alle vier Jahre eine Reha zu.

Morbus Crohn

Morbus Crohn ist wie CU eine chronische Darmentzündung. In Deutschland liegt die Zahl der Erkrankten bei 250 000 Menschen. Die Symptome sind schleimige, blutige Durchfälle, einhergehend mit Koliken. Übelkeit, Schwäche, Müdigkeit und Erbrechen, Depressionen, Ängste und eine Anämie können auftreten. Der Schmerz tritt hauptsächlich in Dünndarm sowie Dickdarm auf und es können Entzündungen der Mundhöhle und des Afters auftreten. Auch die Gelenke, die Haut und die Augen sind betroffen. Es kann zu Stenosen – Verengungen der Darmwand – kommen oder sogar zu einem Darmverschluss. Man bezeichnet Morbus Crohn wie CU auch als eine Autoimmunerkrankung. Bei Morbus Crohn gibt es einen extremen Mangel an Mikronährstoffen, z. B. Eisenmangel, Folsäuremangel, Vitamin-B12-Mangel, Vitamin-D-Mangel, Magnesiummangel, Kalzium- und Zinkmangel, Vitamin-C-Mangel. Diese Mangelerscheinungen gibt es allerdings auch bei CU, weil der Darm durch die ständigen übermäßigen Ausscheidungen keine Vitamine im Körper behält.

Bei Morbus Crohn kommt es allerdings zusätzlich noch zu unangenehmen Fistelbildungen, die sich mit anderen Organen verbinden. Oftmals kommt es zu schmerzhaften Abszessen (Eiterherden) am Darmausgang. Wie auch bei CU werden Schübe durch Stress ausgelöst.

Die Ärzte sagten immer zu mir, »Ihr Immunsystem kämpft gegen Ihren Körper.« Da musste ich der Ärzteschaft leider widersprechen. Meiner Meinung nach bekämpft unser Immunsystem die Dinge, die nicht gut für uns sind. Zum Beispiel diverse Getränke mit Aspartam, Fette, Saucen, Gewürze usw. Unser Immunsystem ist nicht unser Feind, sondern unser Schutz. Ich musste daran denken, wie ich einen CU-Schub hatte und zusätzlich Corona bekam. Was tat mein Immunsystem? Die CU hörte auf und mein Immunsystem kämpfte stattdessen gegen Corona. Es hatte festgestellt, dass es an anderer Stelle dringender gebraucht wurde. Corona habe ich sehr gut überstanden. Ich hatte nur Halsschmerzen, Schnupfen und für drei Tage meinen Geruchssinn verloren. Letztendlich hatte mein Immunsystem beides bekämpft – Corona und CU waren weg. Mein Hausarzt war schon voller Unverständnis, als ich sagte, ich lasse mich nicht gegen Corona impfen. Denn ich weiß nicht, ob mein Immunsystem gegen die Impfung ankämpft. Allerdings bin ich der Meinung, dass es Menschen gibt, die ein übereifriges Immunsystem haben. Da gehöre ich auch dazu, das ist allerdings nicht immer schlecht. Denn Ihr Immunsystem kämpft für Sie. Ich musste auch lernen, mein Immunsystem nicht als meinen Feind, sondern als einen Freund zu sehen, der für mich kämpft, damit ich nicht so oft erkranke. Ich bin der Meinung, dass die Forschung zu wenig gegen CU und Morbus Crohn tut. Scheinbar ist es nicht so rentabel, da andere Krankheiten lukrativer sind, weil es viel zu wenig Menschen gibt, die Morbus Crohn und Colitis ulcerosa haben. Deshalb machte ich mich auf die verzweifelte Suche, um alternative Möglichkeiten zur Behandlung zu finden.

Ich musste ins Krankenhaus

Mindestens fünf Monate hatte ich keinen Schub mehr. Wenn ich ehrlich bin, muss ich aber sagen, dass ich immer öfter auf die Toilette musste als andere Menschen. Früher ging ich einmal am Tag auf die Toilette, während eines Schubs 30–40 Mal und wenn ich in der schubfreien Phase war, musste ich doch häufiger als vor der Erkrankung auf die Toilette, ca. vier- bis fünfmal, und der Stuhl war nie richtig fest, sondern immer sehr weich.

Eines Morgens wachte ich wieder mit wahnsinnigen Schmerzen auf der linken Seite auf und da ging es auch schon los – Toilette war angesagt. Das ging wochenlang so, ich sagte schon: »Ich stelle mir einen Fernseher auf die Toilette, denn ich bin mehr auf der Toilette als im Wohnzimmer.« Als es nicht mehr zum Aushalten war, rief ich meinen Hausarzt an. Sein Anrufbeantworter: »Bitte gehen Sie zu meiner Vertretung, denn ich befinde mich derzeit im Urlaub.« Also rief ich die Vertretung an und bekam auch gleich einen Termin. Dort angekommen, stand auf einer Tafel im Wartezimmer: »Wir haben Verstärkung bekommen, Frau

Dr. soundso ist unsere neue Kollegin im Team.« Ich dachte noch, hoffentlich muss ich nicht zu der neuen Ärztin, denn CU ist kein Thema für Anfänger. So kam es dann aber. Die Ärztin kam herein und sagte: »Was haben Sie denn für Beschwerden?« Ich sagte: »Ich habe Colitis ulcerosa, meine Gelenke schmerzen, die ganze rechte Seite tut mir weh« und hoffte, dass ich auf den Untersuchungstisch kam. Aber so weit kam es nicht. Als sie »Colitis ulcerosa« hörte, verschwand sie ohne ein Wort aus dem Behandlungszimmer. Ich dachte: Sicher nimmt sie nun ein medizinisches Buch und schaut nach, was sie nun tun muss. Als sie dann nach ca. 15 Minuten wieder zurückkam, merkte ich, dass sie sehr hilflos war. Ich sagte: »Bitte verschreiben Sie mir das Mittel, das ich vorher hatte, denn ich halte die Schmerzen nicht mehr aus.« Sie nahm Blut ab und meine Entzündungswerte, die ich einen Tag später am Telefon erfuhr, waren extrem erhöht: 300 CRP, normal ist 0–5 CRP. Und immer hatte ich gerötete Wangen und leichtes Fieber. Drei Tage später ging ich wieder zu der Ärztin, weil es mir immer schlechter ging, denn ich vermutete, die Tabletten waren nicht stark genug, um mir Besserung zu verschaffen. Sie fragte mich, wer mein behandelnder Arzt sei, und ich sagte ihr den Namen des Gastroenterologen. Sie telefonierte mit ihm und er meinte, bei diesen hohen Entzündungswerten sollte ich sofort ins Krankenhaus. Ich wollte nicht, denn zu dieser Zeit war Corona in der Hochphase und ich wollte mich nicht im Krankenhaus anstecken. Ich lehnte eine Einweisung ins Krankenhaus ab. In meinem Bett konnte ich nicht mehr schlafen, weil meine Matratze zu hart war und dadurch die Knochen noch mehr schmerzten. Ich legte mich ins Zimmer meines Sohnes, er hatte weichere Matratzen und ich vegetierte so vor mich hin. Alle redeten auf mich ein. Ich aber sagte immer: »Ich kann nicht ins Krankenhaus, denn wer schaut denn dann nach meinen Tieren?« Mein Lebensgefährte sagte: »Ich nehme mir Urlaub und bleibe hier« und mein Sohn schrie mich an und sagte: »Willst du sterben? Schau doch mal, wie du daliegst, du bist ja mehr tot als lebendig.« Und das stimmte, ich hatte das Gefühl, das geht nicht mehr lange gut – wer würde sich dann um meine Tiere kümmern? Als dann alle so auf mich einredeten, packte mir mein Lebensgefährte meine Tasche und fuhr mich ins Krankenhaus in die Notaufnahme. Ich war noch immer der Meinung, dass ich nur zur Untersuchung dorthin gehen würde und dann gleich wieder nach Hause könnte. In der Notaufnahme wurden dann alle Tests gemacht und auch sofort ausgewertet. Aber zuerst kam bei der Einlieferung der Coronatest. Man steckte mir das Stäbchen in die Nase, fast bis ins Hirn – ich sagte nichts, war aber sauer. Als die Tests in der Notaufnahme sich dem Ende zu neigten fragte ich, ob ich jetzt wieder gehen dürfe. Die Schwester schaute mich an, als käme ich vom Mars – »Sie wieder gehen? Sie kommen sofort zu Professor Dr. Pfeifer auf Station.« Ich war nun fürs Krankenhaus eine Erste-Klasse-Patientin. Denn ich habe noch in Erinnerung, wie man meine Mama behandelte, die nur Kassenpatientin war, als sie im Krankenhaus lag. Aber ansonsten bin ich auch nur Kassenpatientin und das musste ich einige Monate später lernen, was man als Kassenpatient wert ist, nämlich nicht viel bis gar nichts.

Im Krankenhaus waren alle sehr lieb zu mir. Ich lag mit einer sehr netten älteren Dame im Zimmer, die aber die ganze Nacht schnarchte, sodass ich kein Auge zu machen konnte. Am nächsten Tag sollte wieder einmal der Darm angeschaut werden. Das hieß wieder das gleiche Procedere. Dieses Mal entschied ich mich für Zitronengeschmack. Als dann am nächsten Morgen der Darm leer war, ging es zur Darmspiegelung. Ich sagte zu Professor Pfeifer: »Aber ich möchte gerne zuschauen, also bitte ohne Narkose.« Er meinte: »So was hatte ich ja noch nie. Aber ich gehe weiter durch als ihr Gastroenterologe und das kann wehtun.« Ich sagte, das mache mir nichts, denn Schmerzen war ich ja gewohnt. Als ich dann meinen Darm sah, war ich doch erschrocken. Es war nicht mehr rot wie bei einer Entzündung, sondern gelb wie bei einer Vereiterung. Er meinte, das sehe aber nicht gut aus. Ich bekam hochdosiertes Cortison und Antibiotika. Da ich nachts wegen der schnarchenden Patientin nicht schlafen konnte, wollte ich nach sechs Tagen das Krankenhaus verlassen. Sie rief mir nachts auch immer zu, ich solle bitte für sie klingeln. Der Arzt meinte, es sei noch zu früh für eine Entlassung, aber er könne mich ja nicht festbinden. Besuch durfte man wegen Corona nicht empfangen, aber wir trafen uns im Garten des Krankenhauses. Ich hatte früher zwei Jahre im Memminger Krankenhaus im Büro gearbeitet, aber der Gedanke daran, dass meine Mama und ihr Lebensgefährte in dem gleichen Krankenhaus verstorben waren, machte mich sehr traurig und immer wieder kamen mir die Bilder des Abschieds von ihnen in den Sinn. Ich war glücklich, als ich das Krankenhaus nach 6 Tagen wieder verlassen konnte, hatte aber keine Idee, was noch alles auf mich zukommen würde.

Ich sollte noch weiterhin Cortison nehmen, von 50 mg wöchentlich runterzählen, 40 mg, 30 mg, 20 mg, 10 mg bis auf 5 mg und es so ausschleichen lassen. Es war schön, zu hören, dass ich danach keine weiteren Medikamente mehr brauchte.

Urlaub

Ich fühlte mich so gut, dass ich einen Urlaub für meinen Lebensgefährten, unsere kleine Mini und mich buchte. Und zwar kaufte ich online Tickets, um mit dem Zug nach Rom zu fahren. Die Hotels buchte ich alle im Voraus, denn wir wollten uns die Amalfiküste und die Insel Capri auch noch anschauen. Das war allerdings ein großer Fehler, denn eine Woche vor Urlaubsbeginn kam ein weiterer Schub. Ich dachte, muss ich tatsächlich nach dem Absetzen von Cortison weiterbehandelt werden, so wie meine Freundin? Und wenn es nur eine geringe Menge Cortison ist? Außerdem wollte der Gastroenterologe mich damals ja weiterbehandeln, ich ging aber nicht mehr hin, weil er gesagt hatte, nach drei Monaten machen wir eine weitere Darmspiegelung, um die Weiterbehandlung zu bestimmen. Das wollte ich mir ersparen. Aber nur weil ich die Darmentleerung nicht mochte, denn seit CU hatte ich das so oft, dass ich froh war, wenn mein Darm sich etwas beruhigt hatte. Ich dachte, na ja, vielleicht sieht es nach einer Woche wieder besser aus, vielleicht habe ich etwas Falsches gegessen. Leider nicht, im Gegenteil: Es wurde immer schlimmer. Ich saß ständig auf der Toilette, hatte Blut und Schleim im Stuhl und ständige Darmschmerzen. Zwei Tage vor der Abreise rief mein Lebensgefährte an und berichtete mir, wie sehr er sich auf Rom und unseren Urlaub freue, denn in dieser Gegend sei er noch nie gewesen. Ich wollte ihm die Freude nicht verderben, erzählte auch nichts von meinem erneuten Schub, aber was sollte ich tun? Ich schaute im Internet nach, was bei CU gut hilft, das war nach meiner Recherche Mezavant. Aber ohne Rezept kam ich an das Medikament nicht ran. Also rief ich meinen Hausarzt an und bat ihn, mir Mezavant zu verschreiben, denn ich hätte einen Schub und übermorgen wollten wir in Urlaub fahren. Er sagte: »Mezavant verschreibe ich Ihnen nicht, denn ich schieße doch nicht mit Kanonen auf Spatzen.« Ich sagte: »Dann fällt mir nur noch Imodium akut Duo ein.« »Ja«, sagte er, »nehmen Sie das, es hilft.« »Duo« steht für Blähungen und Magenschmerzen, das andere Imodium hilft mir nicht. Also beschloss ich, meinem Lebensgefährten nichts zu sagen, sondern fing schon am Vortag an, eine Tablette zu nehmen. Mein Darm beruhigte sich etwas. Ich kaufte mir schwarze »Tena Lady«-Unterhosen, die man nach dem Tragen gleich entsorgen kann. Das gab mir ein wenig Sicherheit, wenn wir den ganzen Tag unterwegs waren. Mein Trick dabei war, am Morgen nichts zu essen. Keine Säfte, keinen Kaffee, nur Mineralwasser trinken. Die Tablette wirkt ca. 6 Stunden und ich hatte noch Imodium lingual in der Handtasche für den Fall, dass wir unterwegs waren und ich nichts zu trinken hatte, um die Tablette einzunehmen. Natürlich saß ich im Zug wie immer neben der Toilette, das gibt mir immer Sicherheit, denn man muss, wenn man muss, sofort reagieren können.

Der Urlaub wurde wirklich superschön und niemand merkte, dass ich eigentlich sehr krank war. Allerdings wurde ich auch immer dünner.

Dazu muss ich noch erwähnen, dass ich mit der Onlineapotheke, bei der ich immer meine Medikamente bestellte, Ärger bekam. Sie machten mich darauf aufmerksam, dass ich keine Imodium akut Duo mehr über sie bekomme, weil ich bereits zu viele bei ihnen bestellt habe, und die seien ja nur für den Notfall gedacht. Ich sagte: »Bei mir ist leider immer Notfall, was soll ich tun? In die Hose machen?« Also kaufte ich die Tabletten mal bei Amazon oder bei einer anderen Apotheke. Diese Tablette war mein Strohhalm für etwas Freiheit – das kann niemand verstehen, es sei denn, er ist selbst erkrankt. Also schrieb ich an Johnson & Johnson, die Herstellerfirma, und lobte das Medikament in hohen Tönen und machte ihnen den Vorschlag, doch ein Medikament zu erfinden für

Colitis-ulcerosa-Erkrankte, z. B. noch Vitamine und Aufbaustoffe hinzuzufügen. Außerdem wollte ich wissen, warum ich das Medikament nur begrenzt nehmen darf.

Den Brief habe ich gerade wieder auf meinem PC gefunden, es hat mich gefreut, denn ich wusste damals ja nicht, dass ich diesen Brief einmal in einem Buch verwenden werde.

Brief von Johnson & Johnson – Imodium akut

Liebe Frau Toussaint,

vielen Dank, dass Sie sich die Zeit genommen haben, sich mit uns in Verbindung zu setzen. Wir haben Ihre Rückmeldung zu Imodium® Akut als nicht bestimmungsgemäße Anwendung dokumentiert, da Sie die Dosierung individuell einsetzen (1–2 am Tag bis zu 10 Tage). Die empfohlene Anwendungsdauer der Imodium® akut Arzneimittel beträgt ohne Rücksprache mit einem Arzt höchstens 2 Tage. Für diese Beschränkung gibt es zwei Gründe:

1. *Halten Durchfälle nach einer 2-tägigen Behandlung mit Imodium® akut weiter an, so sollte durch einen Arzt die genaue Ursache abgeklärt werden.*

2. *Bei einer Einnahme von Imodium® akut über 2 Tage hinaus kann vermehrt als Nebenwirkung Verstopfung auftreten. Daher sollte eine längerfristige Einnahme immer mit einem Arzt abgesprochen werden.*

Neben der Behandlung akuter Durchfälle (z. B. Reisedurchfall) hat sich Loperamid (Wirkstoff in Imodium® akut) auch bei akuten Durchfällen im Rahmen von chronischen Erkrankungen wie z. B. Morbus Crohn, Colitis ulcerosa, funktionellen Störungen (Reizdarm), chronischer Schwäche der Bauchspeicheldrüse u. a. als wirksam erwiesen. Loperamid darf jedoch nicht angewendet werden bei Zuständen, bei denen eine Verlangsamung der Darmtätigkeit zu vermeiden ist.

Nach Empfehlung durch den Arzt können Durchfälle auch über 2 Tage hinaus mit Imodium® akut behandelt werden.

Als pharmazeutisches Unternehmen sind wir zudem gesetzlich dazu verpflichtet, jeden Verdachtsfall einer nicht bestimmungsgemäßen Anwendung aufzunehmen und nachzuverfolgen. Ihre Rückmeldung ist auch aus diesem Grund für uns sehr wichtig.

Gerne möchten wir weitere Informationen von Ihnen erhalten. Damit Sie uns Ihre Daten sicher übermitteln können, beantworten Sie bitte unter dem folgenden Link ein paar zusätzliche Fragen: …

In dem Brief stand doch tatsächlich drin, es könne zu Verstopfung kommen. Genau das wünscht sich doch ein Mensch, der Colitis ulcerosa hat und von ständigem Durchfall gequält wird! Für Morbus-Crohn-Erkrankte kann das allerdings bei einer Stenose fatal sein. Also ich bin dieser Tablette zu viel Dank verpflichtet oder, besser gesagt, der Herstellerfirma.

Neue Krankheit

Das Jahr 2020 war nicht mein Jahr. An einem Tag im September wachte ich mit Kopf- und Nackenschmerzen auf. Ich konnte den Kopf kaum noch drehen und wusste nicht, was mich jetzt wieder überrollte. CU hatte sich gerade beruhigt, und das ohne Medikamente. Ohne einen Arzt aufzusuchen, wartete ich erst einmal ab. Plötzlich konnte ich nicht mehr richtig hören, die Kopf- und Nackenschmerzen ließen nicht nach und ich hatte vorher auch noch nie Kopfschmerzen gehabt. So etwas kannte ich nicht. Nach einer Woche machte ich einen Termin bei meinem Hausarzt. Er untersuchte mich und meinte, ich hätte eine Stirnhöhlenvereiterung, und er verschrieb mir Antibiotika. Oh weh, dachte ich, mein Darm wird sich bald wieder bei mir melden. Aber die Schmerzen gingen nicht weg und ich war der Meinung, ich hätte eine Ohrenentzündung. Aber da müsste ja das Antibiotikum auch helfen, dachte ich. Aber so war es nicht. Mir ging es immer schlechter. Eigentlich musste ich ja noch arbeiten. Meine Ferienwohnungen putzen und vermieten. Telefonate usw. Aber ich lag nur auf der Couch und wollte von der Welt nichts mehr wissen. Ich dachte, ich muss ganz schnell zum Ohrenarzt, bevor ich noch einen Hörschaden davontrage.

Wenn jemand mit mir redete, war er ganz weit weg, ich konnte ihn kaum noch richtig verstehen. Also telefonierte ich mit den fünf Ohrenarztpraxen im Umkreis. Immer kam der Anrufbeantworter. Sind sie Bestandskunde? Sind Sie erster Klasse versichert? Sind Sie ein Kollege? – Nein, ich war nur ein jämmerlicher Zweite-Klasse-Patient. Niemand nahm das Telefon ab. Vielleicht hätte ich bei »Erste-Klasse-Patient« drücken sollen und die Rechnung selbst bezahlen müssen, denn nicht behandelt zu werden hatte schlimme Folgen für mich und veränderte mein ganzes Leben. Ich versuchte es fast täglich, dass mal jemand ans Telefon ging. Dann endlich! Die Helferin fragte: »Sind Sie erster Klasse? Nein? Sind sie Bestandkundin? Nein? Es tut uns leid, aber wir nehmen nur Bestandskunden.« So ging es mir bei allen Ärzten. Mein Sohn sagte: »Du machst etwas falsch.« Ich sagte: »Ja, es ist falsch, dass ich kein Patient erster Klasse bin. Du bist erster Klasse versichert, bei dir gibt es immer Termine trotz Corona, und das gleich am nächsten Tag, du kennst das Problem doch gar nicht.« Aber mein Sohn bekam auch keinen Termin für mich. Mein Lebensgefährte kam am Wochenende und sagte zu mir: »Das gibt es nicht, wenn man so schlimm krank ist wie du, gibt es immer einen Termin.« Ich sagte: »Bitte ruf du an, ich hatte kein Glück.« Er rief ebenfalls bei allen Ohrenärzten an und ich hörte ihn sagen: »Aber das, was Sie da machen, ist unterlassene Hilfeleistung, das ist strafbar.« Aber sie legten nur den Hörer auf und sahen das Gespräch als beendet an. Einige meinten noch, ich solle doch in die Notaufnahme gehen. Aber wir haben im Krankenhaus keine Ohrenärzte. Dann rief ich bei meiner Krankenkasse, der DAK, an. Die Dame am Telefon war sehr freundlich, ich weinte, weil meine Schmerzen immer schlimmer wurden, und sie versprach, mir zu helfen, und wollte mir am gleichen Tag noch Bescheid geben. Aber sie meldete sich nicht mehr. Zwei Tage später rief sie mich zurück und sagte, sie glauben gar nicht, wie viele Ohrenärzte ich angerufen habe, aber niemand will Sie behandeln. Ich sagte: »In Afrika hätte ich schneller einen Arzt gefunden, wir sind ein richtiges Drittweltland geworden, was ist nur mit Deutschland los?«

Dann fragte ich meinen Sohn: »Warst du jemals bei einem Ohrenarzt?« Er sagte ja und er sei auch immer gleich drangekommen. Ich sagte: »Warum hast du dich denn nicht zu erkennen gegeben und gesagt, dass du eine Mutter hast, die zwar nur der günstigen Kasse angehört, aber wahnsinnige Schmerzen hat, du aber als Erste-Klasse-Patient Bestandskunde bist?« Er durfte beim Telefonieren ja den Knopf privat drücken – und tatsächlich durfte ich dann zu dem Ohrenarzt meines Sohnes. Der Arzt machte mehrere Tests, ein CT, aber er konnte nichts finden. Aber er meinte, ich hätte Anspruch auf ein Hörgerät. Warum wohl? Früher habe ich gut gehört. Ich wurde halt nicht früh genug behandelt. Er wollte mich verabschieden, da sagte ich zu ihm: »Ich verlasse Ihre Praxis nicht, denn ich bin kein Simulant und auch keine Oma, die ihre Freizeit bei Ärzten verbringen möchte, ich bin noch berufstätig trotz meines Alters, aber ich habe Schmerzen ohne Ende und mit Ohrproblemen kenne ich mich leider nicht aus, weil ich nie mit den Ohren Probleme hatte, deshalb bin ich auch kein Bestandskunde. Bitte schauen Sie mir noch einmal gründlich in die Ohren.« Ich dachte schon, bald fliege ich aus der Praxis, aber es war mir egal, ich hatte nur diese eine Chance. Vielleicht hat ihm auch imponiert, was ich sagte, auf jeden Fall schaute er mir in beide Ohren, dann konnte ich sehen, wie sein Gesicht die Farbe wechselte, es wurde ganz rot. Er sagte: »Da habe ich wohl etwas übersehen, denn da ist Eiter im Ohr.« Er machte einen Schnitt und steckte mir ein Röhrchen ins Ohr. Er meinte, so könne alles aus dem Ohr laufen. Ich dachte noch, die schlimmen Knöchelschmerzen haben sicher wieder mit CU zu tun, und das Laufen tat mir furchtbar weh. Nach drei Monaten Schmerzen bekam ich also nun endlich eine Behandlung und fast hätte ich noch unbehandelt die Praxis verlassen müssen. Sicher hätte ich das nicht überlebt. Er verschrieb mir noch hochdosiertes Cortison, das ich zwei Wochen nehmen sollte.

Weihnachten in der Notaufnahme

Die Schmerzen, die ich in den Gelenken hatte, entpuppten sich als immer dicker werdende Fußgelenke, und das beidseitig. Ich konnte mich nicht auf Weihnachten freuen, denn ich wusste nicht, ob ich überhaupt in der Lage sein würde, ein Essen zu kochen, denn ich konnte kaum laufen und stehen. Nach dem Essen, das hauptsächlich mein Lebensgefährte gekocht hatte, sagte er plötzlich: »Wir fahren nun in die Notaufnahme.« Ich widersprach nicht, denn es war kaum zum Aushalten. Die Ärztin, die Dienst hatte, kam aus München und war sehr nett und kompetent. Als sie meinen Fuß sah, meinte sie: »Ich gebe Ihnen Antibiotika und wenn das nicht hilft – ab in die Klinik.« Sie war die erste Ärztin, die aufgrund meiner Angabe von CU das Wort »Leaky Gut« erwähnte. Das ist ein undichter Darm, die Bakterien gelangen so ungehindert ins Blut und man bekommt ganz schlimme Schmerzen – und glauben Sie mir, ich bin kein Weichei, aber was ich ab da mitmachte, ist nicht mit Worten zu beschreiben. Ich bin hart im Nehmen, aber ich würde das, was ab jetzt passierte, meinem schlimmsten Feind nicht wünschen.

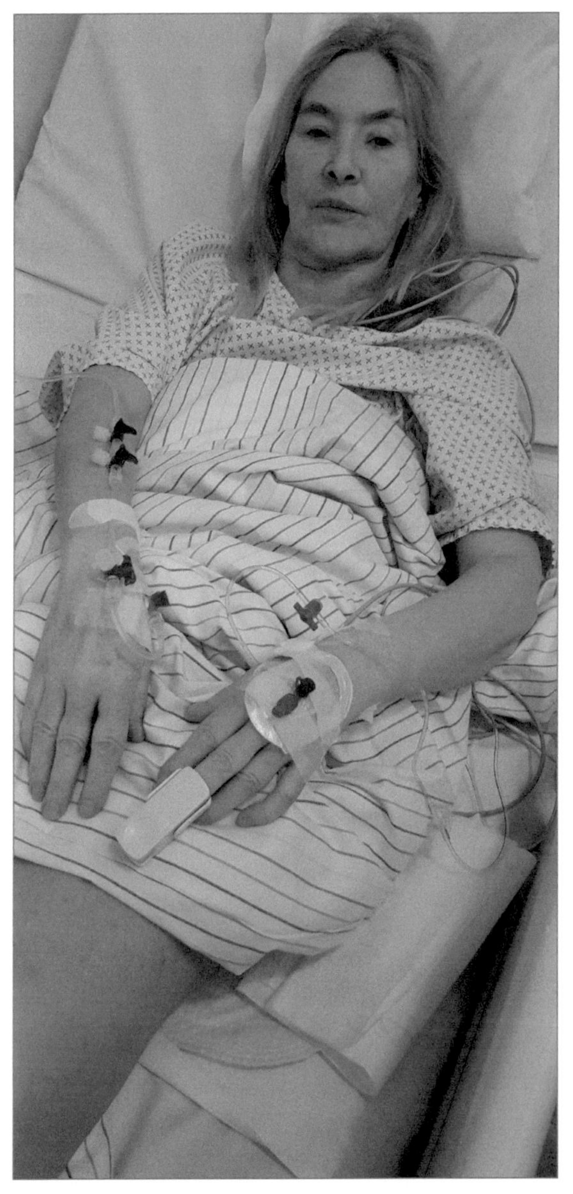

Ich nahm das Antibiotikum, aber es wurde nicht besser. Mein Hausarzt schaute sich meine Füße an und meinte, er müsse mir ein stärkeres Antibiotikum verschreiben. Als es immer schlimmer wurde, fuhr mich mein Lebensgefährte ins Krankenhaus nach Ottobeuren. Mein Sohn lebte in dem gleichen Ort. Man machte einen Coronatest, dieser war negativ. Dann kam der Chirurg und meinte: »Das muss man gleich operieren, nicht dass Sie eine Sepsis bekommen.« Was das bedeutet, weiß ja jeder. Als sie dann meine Temperatur nahmen, sagten sie: »Oje, Sie haben ja Fieber, Sie kommen sofort auf die Coronastation.« Ich wurde wütend und sagte: »Da möchte ich nicht hin, denn ich habe kein Corona.« Und der Test war ja negativ. Der Arzt meinte, wir müssen einen neuen Test machen, der aussagekräftiger ist, aber das Ergebnis wird erst am nächsten Tag kommen. »Doch, Sie müssen auf die Coronastation, weil Sie Fieber haben.« Ich sagte: »Bei einem Entzündungswert von 300 hat man meistens Fieber. Und sollte ich Corona bekommen, zeige ich Sie an, denn ich bin coronafrei.« Aber es half nichts, man schob mich auf die Coronastation, da kam schon eine Ärztin, die extrem hustete und schnäuzte, da sagte ich: »Sie haben schon Corona und Sie bringen mich nun auf die Coronastation, damit ich auch noch Corona bekomme.« Der Arzt verhandelte nur noch mit meinem Sohn, als wäre ich geistig nicht in Ordnung, und meinte: »Ihre Mutter ist etwas schwierig.« Aber wenn man selbstbestimmt ist, wird man gleich an den Pranger gestellt oder für bekloppt erklärt. Da wurde mir erst klar, wie ältere Menschen in ihren Rechten übergangen und eingeschränkt werden.

Am nächsten Tag kam ich dann auf die Normalstation, denn ich hatte kein Corona, wie ich auch ohne den zweiten Test bereits wusste. Mein Lebensgefährte kam mich besuchen und da ich Erste-Klasse-Patientin war, durfte er bei mir im Zimmer sitzen. Dann kam der Chirurg, schaute sich meinen Fuß an und fing an, den Eiter auszudrücken. Dann hörte ich, wie er plötzlich schrie: »Schwester, der Mann kollabiert!« Mein Lebensgefährte lag dann im Bett neben mir. Es tat mir wirklich leid, dass ich ihm so viele Umstände machte, und er musste leider Silvester auch noch alleine verbringen, denn ich sollte am 01.01.2021 operiert werden. Der Arzt wollte noch am gleichen Tag operieren, aber ich hatte bereits etwas gegessen und so wurde die Operation auf den nächsten Tag, also auf den 02.01.21, verschoben. In der Früh wurde ich operiert, wie lange das Ganze dauerte, weiß ich nicht mehr. Ich weiß nur, dass ich auf der Intensivstation aufwachte. Dann kam die Narkoseärztin zu mir und schrie mich an: »Sie hätten sterben können bei der Narkose, denn ihr Kaliumspiegel war viel zu niedrig.« Natürlich war ich schuld, weil ich einen Bluttest abgegeben hatte, der bereits vier Wochen alt war, damals war der Kaliumspiegel noch in Ordnung gewesen. Aber hätte die Ärztin nicht einen neuen Test machen müssen, anstatt mich anzuschreien? Nun verblieb ich noch fünf Tage auf der Intensivstation, denn ich wurde wieder operiert am gleichen Fuß, da der Arzt der Meinung war, es sei noch nicht alles vollkommen gesäubert. Und ich wurde immer schwächer, ich hatte das Gefühl, bald geht es zu Ende. Ich hatte noch nicht einmal die Kraft, mich im Krankenbett aufzusetzen. Ich bekam Cortison und Antibiotika ohne Ende. Ich dachte an meinen Darm, der dauernd diesen Antibiotika ausgesetzt wurde, und dachte, das kann ja nicht gutgehen. Als ich sagte, dass der linke Fuß auch so schmerze und schon rot und geschwollen sei, machte man mir Quarkwickel. Nach der zweiten Operation war meine Wunde am Knöchel 7 cm lang und 5 cm breit. Mein Knöchel sah aus wie eine rohe Schweinshaxe, richtig unangenehm anzuschauen. Es war sehr traurig ganz alleine über Silvester im Krankenhaus. Ich wollte nicht fernsehen, nicht Radio hören, ich wollte nur noch meine Ruhe haben. Ich dachte an meine

Familie und wenn sie auf Besuch kämen, wollte ich ihnen sagen, wo mein Testament liegt. Ich hatte diesbezüglich bereits alles geklärt. Ich konnte nichts selbst machen. Die Schwester wusch mir die Haare und duschte mich im Krankenstuhl. Ich ging auf dem Stuhl auf die Toilette und das war sehr schmerzhaft. Es war nur ein Schritt aus dem Bett, aber wenn beide Füße schmerzen, ist das eine schlechte Basis, um zu laufen. Der Arzt war erschrocken, als er sah, wie viel Eiter aus meinem Ohr lief, und er ließ nachts noch einen Arzt vorbeischauen. Er meinte: »Seien Sie froh, dass der ganze Dreck rauskommt.«

Das Essen war eigentlich wie in einem 5-Sterne-Hotel und die Ärzte und die Schwestern waren auch alle sehr nett. Aber ich wollte einfach nur nach Hause. Ich machte mir Sorgen: Was wird nun aus meinem Katerchen Franzi und meinem kleinen Pudelchen Mini? Aber Franzi wurde von meinem Sohn versorgt und Mini ging mit meinem Lebensgefährten nach München, wo er eine Wohnung hat und arbeitet. Ich war drei Wochen in Ottobeuren und wurde dann nach München in die Dermatologie überwiesen zwecks Hauttransplantation.

Dermatologie München

Ein Taxifahrer brachte mich im Rollstuhl an sein Taxi und fuhr mit mir nach München in die Dermatologie. Ich war so unbeholfen, ja ich war eigentlich ein Pflegefall. In dem Moment wusste ich eigentlich erst, wie es sich anfühlt, wenn man nicht mehr laufen kann. Dort angekommen wurde ich eigentlich recht unfreundlich begrüßt von der Dame am Empfang. Als ich anfing zu weinen, meinte sie dann auf einmal ganz fürsorglich: »Die Leute, die hier rausgehen, gehen immer mit einem Lächeln im Gesicht, weil ihnen bei uns geholfen wird, also bitte weinen Sie nicht.« Ich bekam wieder ein Einzelzimmer. Eigentlich wäre ich lieber in einem Zweibettzimmer gewesen, denn mit der Zeit fühlte ich mich auch noch sehr einsam. Und in München ging es wegen Corona sehr streng zu. Es waren keine Besucher erlaubt. Schwestern, Ärzte und Patienten mussten alle paar Tage einen Coronatest machen. Auch als Erste-Klasse-Patient hatte man hinsichtlich Besuchern keine Sonderrechte. Das Essen in der Klinik war eine Katastrophe. Denn die ganze Küchenmannschaft war in Quarantäne, einige hatten Corona. Das Essen kam von einer externen Caterer-Firma. Alles war in Döschen und es sah aus wie die Fertigmenüs für die Mikrowelle. Ich bekam Magenprobleme und Sodbrennen, denn so ein Essen gab es bei mir und bei meiner Familie nicht. Man gab mir ein Mittel, dass ich damit klarkam, ohne zu verhungern. Ich bekam wieder Antibiotika und Cortison intravenös. Mein offener Fuß wurde mit einem Schwamm bestückt, den drückte man auf die Wunde und das wurde an ein Gerät angeschlossen, das das Fleisch nach oben ziehen sollte. Es war sehr unangenehm, aber ich wollte ja gesund werden. Dann sagte man mir, ich benötige eine Hauttransplantation, denn so eine große Wunde würde niemals ohne Komplikationen zuwachsen. Aber ich wollte keine Transplantation. Eine Schwester sagte zu mir: »Sagen Sie das aber nicht dem Chef, denn einen Patienten hat er aus dem gleichen Grund nach Hause geschickt.« Also verhielt ich mich ruhig. Alle waren sehr lieb zu mir, auch die Ärzte und Krankenschwestern. Da ich ja so viel Antibiotika bzw. Cortison bekam, hatte ich immer Hunger. Eine Schwester ging nachts noch in die Küche, um mir etwas zu essen zu holen. Ich nahm aber kein Gramm zu, obwohl ich so viel Cortison bekam. Nur die Blutentnahme war bei mir sehr schmerzhaft, weil man meine Adern nicht sehen kann. Meine Arme waren grün und blau, weil man immer wieder versuchte, eine Vene zu finden. Dann kam der Chefarzt. Sofort sah er, dass ich einen Kropf habe, und den müsse man ganz dringend operieren. Das sei gefährlich. Ich sagte: »Stimmt, aber das schon seit 40 Jahren und ich habe keine Überfunktion, nur einen Kropf, und der wächst nach außen, das ist zwar nicht sehr schön, deshalb trage ich meistens Rollkragenpullover.« Ich musste so viele Tests machen, aber in einem anderen Krankenhaus, denn die Dermatologie hatte die Geräte nicht. Das heißt, ich war in meinem desolaten Zustand immer mit dem Rollstuhl unterwegs. Mal hier ein Test, mal da ein EKG, mal ein Schilddrüsentest, dann wieder ein MRT oder CT, dann eine Röntgenaufnahme, Hörtest, Ohrenarzt. Und ständig musste ich warten. An einem Tag ging ich nach dem Frühstück los und kam um 16 Uhr wieder zurück. Ich muss furchtbar verstrahlt worden sein in der Zeit. Als ich das dem Professor sagte, meinte er, ich sei eine sehr kritische Patientin. Ich bin der Meinung, Patienten sollen auch mal kritisch sein, denn es ist ja ihr Körper.

Man machte bereits einen Termin mit mir aus zwecks einer radioaktiven Tabletten- bzw. Radiojodtherapie wegen meiner Schilddrüse, aber es kam nicht dazu, der Termin musste wegen Krankheit abgesagt werden. Vielleicht war das auch mein Glück, denn es gibt mittlerweile andere, schonendere Methoden als die Radiojodtherapie.

Dann machte man bei mir noch einen Stuhltest, denn ich hatte Durchfall, aber der Stuhl roch anders als sonst. Ich sagte dem Arzt: »Ich habe gerade keine Colitis ulcerosa, es muss etwas anderes sein, denn diesen Geruch kenne ich nicht.« Man glaubte es mir nicht, als ich das sagte. Einen Tag später kam die Ärztin und sagte: »Ich habe eine schlechte Nachricht, Sie hatten leider recht, es ist bei Ihnen kein CU-Schub, aber Sie haben Clostridium difficile, das bekommt man meistens, wenn man zu viel und zu hoch dosiertes Antibiotika bekommt.« Sie meinte, das Antibiotikum in Ottobeuren sei zu hoch dosiert gewesen.

Dann klopfte es ganz zaghaft an meiner Türe und ich bat die Dame, hereinzukommen. Ich war total überrascht, als sie sagte: »Ich bin Ihre Psychologin.« Ich sagte: »Bitte sind Sie mir nicht böse, aber ich brauche keine Psychologin. Das Einzige, was bei mir noch funktioniert, das ist meine Psyche.« Wir unterhielten uns dann über Medizin und das Leben generell. Sie meinte, die meisten Menschen mit Colitis ulcerosa bekommen auch ein psychisches Problem. Ich stimmte ihr zu, aber das Einzige, was bei mir gestört war, war der Hang zur Toilette und die ständige Suche danach. Deshalb dachte ich schon an eine Hypnosetherapie.

Ich war nun schon drei Wochen in der Dermatologie und fragte, wann ich nach Hause dürfe. Eigentlich fühlte ich mich noch nicht gesund, aber ich wollte wieder in meiner gewohnten Umgebung sein und bei meiner Familie und bei meinen Tieren.

Dann, nach drei Wochen, meinte der Arzt: »Wenn Sie möchten, können Sie am Montag nach Hause.« Natürlich wollte ich und ich fragte, ob ich einen Schein bekomme, damit mich ein Taxi nach Hause fahren kann. Der Arzt meinte: »Nein, das geht nicht, Sie müssen mit den öffentlichen Verkehrsmitteln fahren oder sich abholen lassen.« Ich sagte: »Ich habe nur Hausschuhe dabei und es liegt hoch Schnee, auch in München, und im Allgäu noch mehr.« Eine Krankenschwester wollte mir Schuhe kaufen, aber kein einziges Geschäft war geöffnet wegen Corona, also gab es keine Schuhe. Dann fiel mir ein, dass ich ja einen Schwerbeschädigtenausweis habe, und als ich diesen dem Arzt zeigte, war es möglich, eine Taxifahrt von München nach Memmingen zu bekommen. Ich fand es aber total unmenschlich, einen kranken Menschen, der kaum laufen konnte, mit Hausschuhen in den Schnee zu schicken und dann noch zweimal umsteigen zu lassen.

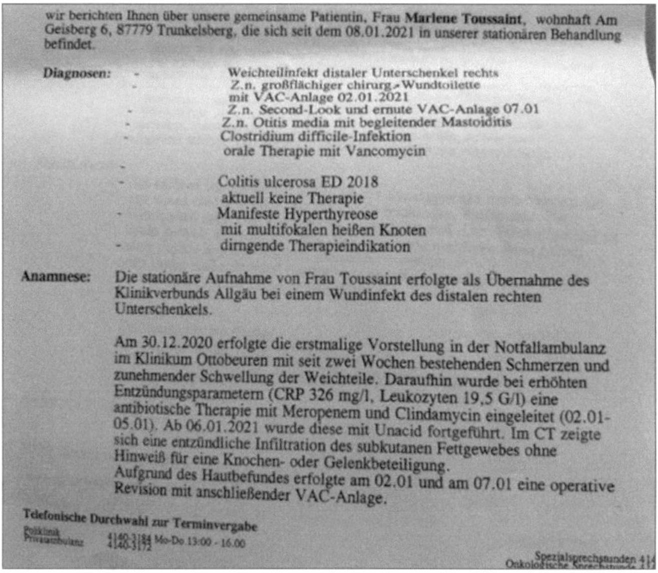

wir berichten Ihnen über unsere gemeinsame Patientin, Frau **Marlene Toussaint**, wohnhaft Am Geisberg 6, 87779 Trunkelsberg, die sich seit dem 08.01.2021 in unserer stationären Behandlung befindet.

Diagnosen:

- Weichteilinfekt distaler Unterschenkel rechts
- Z.n. großflächiger chirurg. Wundtoilette mit VAC-Anlage 02.01.2021
- Z.n. Second-Look und erneute VAC-Anlage 07.01
- Z.n. Otitis media mit begleitender Mastoiditis
- Clostridium difficile-Infektion orale Therapie mit Vancomycin
-
- Colitis ulcerosa ED 2018 aktuell keine Therapie
- Manifeste Hyperthyreose mit multifokalen heißen Knoten dirngende Therapieindikation

Anamnese: Die stationäre Aufnahme von Frau Toussaint erfolgte als Übernahme des Klinikverbunds Allgäu bei einem Wundinfekt des distalen rechten Unterschenkels.

Am 30.12.2020 erfolgte die erstmalige Vorstellung in der Notfallambulanz im Klinikum Ottobeuren mit seit zwei Wochen bestehenden Schmerzen und zunehmender Schwellung der Weichteile. Daraufhin wurde bei erhöhten Entzündungsparametern (CRP 326 mg/l, Leukozyten 19,5 G/l) eine antibiotische Therapie mit Meropenem und Clindamycin eingeleitet (02.01-05.01). Ab 06.01.2021 wurde diese mit Unacid fortgeführt. Im CT zeigte sich eine entzündliche Infiltration des subkutanen Fettgewebes ohne Hinweiß für eine Knochen- oder Gelenkbeteiligung.
Aufgrund des Hautbefundes erfolgte am 02.01 und am 07.01 eine operative Revision mit anschließender VAC-Anlage.

Telefonische Durchwahl zur Terminvergabe
Poliklinik 4140-3184 Mo-Do 13:00 - 16.00
Privatambulanz 4140-3172

Spezialsprechstunden 41…
Onkologische Sprechstunde 41…

Als ich dann zu Hause war, hatte ich nicht das Gefühl, dass es mir viel besser ging. Ich glaubte, meine Füße würden sich wieder mit Eiter füllen, auch der linke Fuß. Ich ging zum Hautarzt und er meinte, die große Wunde verheile ja wunderbar. Ich sagte: »Ja, aber es fängt wieder an zu schmerzen, auch der linke Fuß.« Er aber meinte, da ja nur am rechten Fuß operiert worden sei, würde ich den linken Fuß mehr belasten, daher kämen die Schmerzen von der Belastung, aber das glaubte ich nicht. Denn der linke Fuß hatte schon immer geschmerzt, nur hatte mir niemand zugehört.

Orthopäde

Meine Schmerzen in beiden Füßen wurden so schlimm, dass ich im Internet nachschaute, um zu sehen, wann der Orthopäde, der mich mal in Garmisch operiert hatte (Wirbelbruch), Sprechstunde hatte. Da stand im Internet: jeden Montag Notsprechstunde vormittags von 10–12 Uhr. Ich rief in der Praxis an, aber niemand ging ans Telefon. Dann nahm ich ein Taxi, weil ich nicht mehr laufen konnte, und fuhr in die Praxis des Orthopäden. Vorher nahm ich zwei Schmerztabletten, damit ich überhaupt auftreten konnte. In der Praxis angekommen, wurde ich sehr unsanft von einer Arzthelferin angesprochen: »Haben Sie einen Termin?« Ich sagte: »Leider nicht, aber ich habe gesehen, dass Sie Notsprechstunde haben«, und ich gab ihr mein Schreiben vom Krankenhaus. Sie meinte: »Gehen Sie doch wieder ins Krankenhaus.« Ich sagte: »Ich wollte zuerst zu Ihnen kommen, denn ich benötige sicher eine Einweisung.« Dann sagte sie wieder ganz forsch: »Nein, gehen Sie, wir haben keine Zeit für Sie.« Ich sagte: »Es tut mir leid, aber ich werde keinen Schritt aus Ihrer Praxis machen, erst wenn ich untersucht worden bin.« Dann rannte sie mit meinen Unterlagen los und kam wieder raus und sagte: »Wenn es nicht erforderlich war, werden Sie was erleben.« Über so viel Frechheit konnte ich nur mit dem Kopf schütteln. Kann man so mit Menschen umgehen? Diese Frau war eine totale Fehlbesetzung in ihrem Beruf, denn als Arzthelferin sollte man mehr Freude am Job und mehr Mitgefühl für kranke Menschen mitbringen. Dann, zwei Stunden später, kam ich zum Arzt ins Sprechzimmer. Man hatte mich mit Absicht so lange dort sitzen lassen. Aber ich konnte nichts sagen, denn ich brauchte wirklich eine Behandlung. Der Arzt schaute sich meinen Fuß an – der zweite Fuß wurde nicht beachtet, obwohl ich ihn erwähnte. Aber der Arzt erschrak sichtlich, als er das riesengroße Loch an meinen Fesseln sah. Er sagte: »Das sieht ja furchtbar aus. Wer hat denn das gemacht? Wir müssen sofort ein MRT machen. Wenn Sie Pech haben und der Eiter in den Knochen ging, muss man den Fuß entfernen.« Mittlerweile konnte ich mich auch über eine derartige Aussage nicht mehr aufregen. Dann, zwei Tage später, ging ich zur Besprechung des MRT. Er meinte: »Sie haben Glück, Ihr Knochen wurde noch nicht befallen, aber Sie sollten dringend nach Murnau ins Krankenhaus. Das ist das beste Krankenhaus in der Gegend.« Allerdings hatte ich ja noch den Termin wegen meiner Schilddrüse in München und wollte deshalb nach München. Aber das war ein großer Fehler, wie sich nachher herausstellte. Widerwillig gab er mir eine Überweisung für München, denn er meinte: »Gehen Sie unbedingt nach Murnau, da sind Sie in guten Händen.« Und jetzt im Nachhinein kann ich sagen, Murnau wäre für mich die bessere Option gewesen.

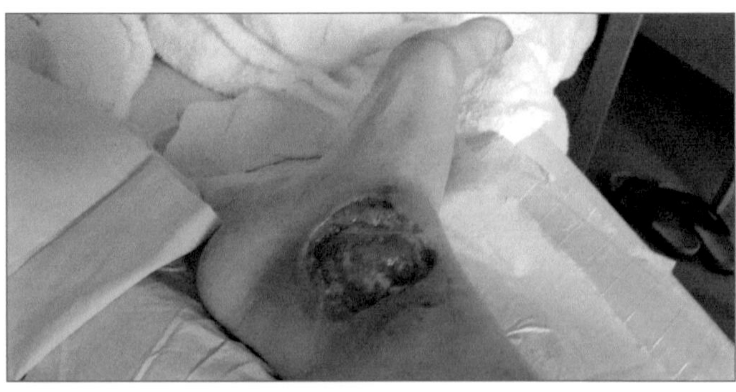

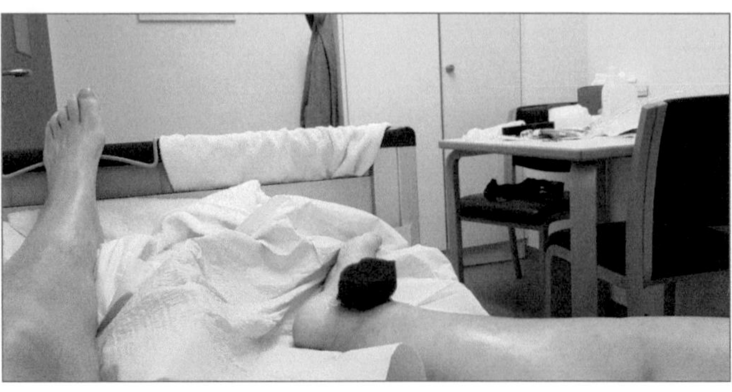

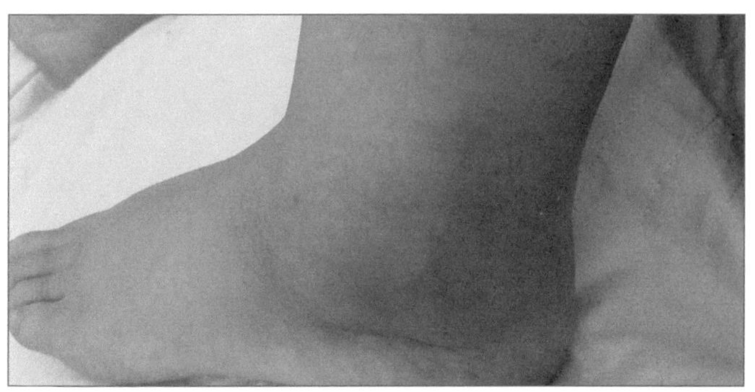

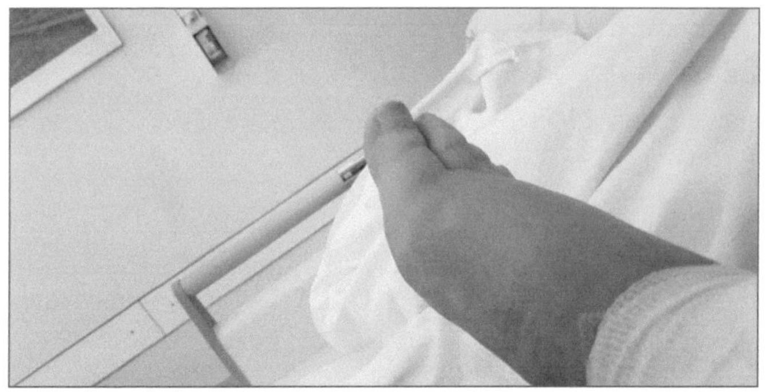

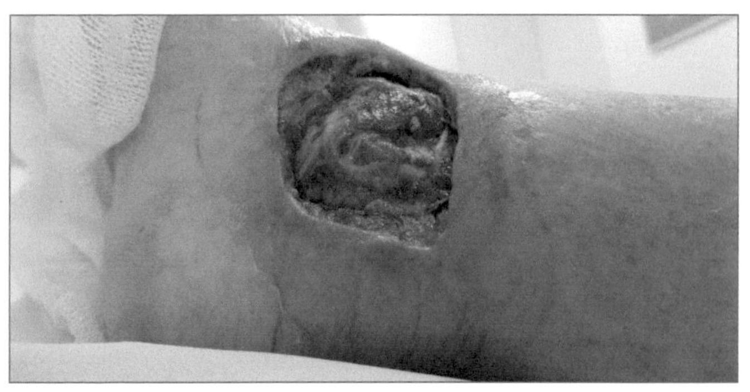

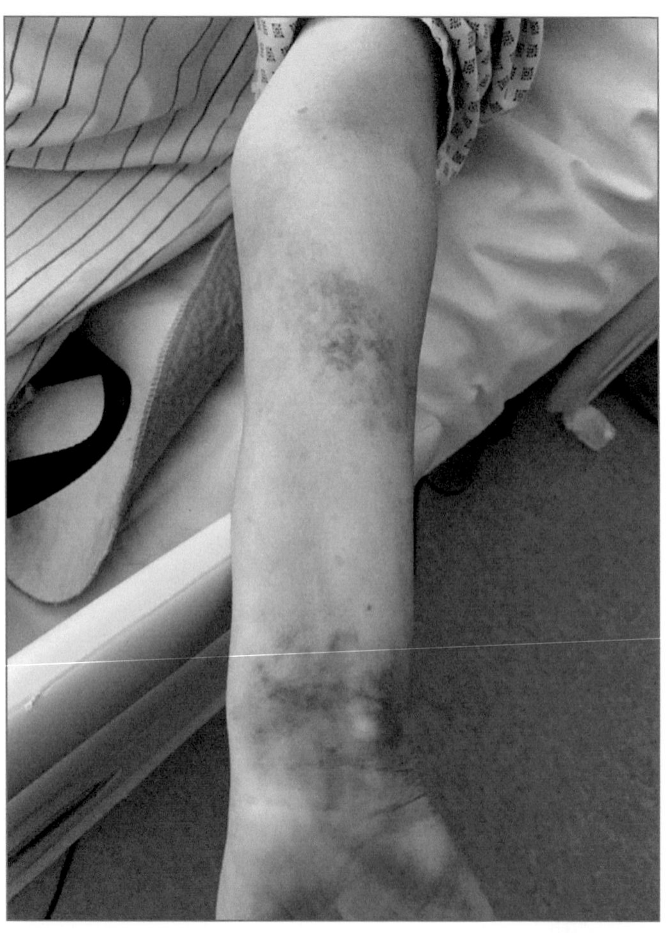

Notaufnahme im Krankenhaus München

Die Überweisung ins Krankenhaus in München wäre an einem Donnerstag gewesen. Die Schmerzen wurden aber so schlimm, dass ich es nicht mehr aushielt. Ich konnte nicht mehr laufen, denn nun waren beide Füße betroffen. Und immer diese schmerzhaften Nackenschmerzen. Mein Lebensgefährte kam aus München, um mich am nächsten Tag in die Notaufnahme nach München zu bringen. Wir warteten ewig, es kam ein Notfall nach dem anderen ins Krankenhaus. Als ich dann endlich untersucht wurde, sagte ein Arzt zu mir: »Fünf Minuten später und Sie hätten tot sein können.« Aber komischerweise wurde bei mir nichts gemacht, außer das Blut abgenommen wurde. Der Entzündungswert war wieder extrem hoch, die Wangen glühten und ich wollte nur noch ins Bett. Etwa sieben Stunden später kam mein Lebensgefährte zu mir in die Notaufnahme und wollte wissen, wie es mir geht. Oben auf der Station – ich war noch mit zwei weiteren Damen im Zimmer – wurde mir mein Rückenmark punktiert. Dann bekam ich Schmerzmittel, ich sagte noch: »Bitte kein Ibuprofen, denn davon bekomme ich Magenbluten.« Also gab man mir Paracetamol. Ich schleppte mich zur Toilette, das Waschen fiel mir auch schwer, also gab man mir ein Wägelchen zur Fortbewegung. Meinen Fuß habe ich mir selbst verbunden. Ich hatte von zu Hause meine eigenen Verbandsachen mitgebracht. Täglich wurde ich zu verschiedenen Untersuchungen geschoben, laufen war unmöglich. Aber ich war auch sehr genervt, denn außer Schmerzmittel bekam ich nichts. Das war meine Therapie. Ich hatte nun das Gefühl, als Erste-Klasse-Patient muss jede Untersuchung ausgereizt werden, weil die normalen Kassen das schon lange nicht mehr bezahlen. Allerdings sagte mir der Professor einen guten Satz: »Die Schilddrüse lassen wir jetzt mal außer Acht, denn das ist jetzt nicht so wichtig, außerdem ist das Problem nicht neu und Sie haben das Problem bereits, seit sie 25 sind.« Die Ärzte hatten alle ein Problem mit meiner Schilddrüse, nur ich nicht. Auf Station herrschte akuter Personalmangel. Leider konnte ich nirgends hingehen, da ich ja nicht laufen konnte. Das Einzige, was ich bekam, waren Schmerzmittel. Aber scheinbar halfen die nicht mehr und die Schmerzen wurden immer schlimmer. Als dann der Oberarzt mit seiner Crew zu uns ins Krankenzimmer kam, sagte ich: »Wie lange lassen Sie mich hier noch liegen wie einen kranken Hund – soll ich hier sterben? Daheim hätte ich mir besser helfen können, denn da hatte ich noch Cortison, um die Krankheit etwas abzuschwächen. Aber hier werde ich nur von einer Abteilung zur anderen geschoben, um Tests zu machen und mich verstrahlen zu lassen.« Außerdem wollten sie mir wieder ein MRT am Fuß machen, obwohl das MRT erst 24 Stunden alt war – innerhalb von 24 Stunden kann sich das MRT nicht so verändern. Der Arzt meinte, das sei dennoch möglich. Für mich war alles nur eine Geldschinderei und ich war der Spielball. Der Arzt meinte: »Wir müssen ja wissen, was Sie haben, bevor wir mit einer Behandlung beginnen.« Ich sagte: »Sie wissen nicht, was ich habe? Ich weiß, was ich habe, nämlich Eiter in beiden Füßen! Hätten Sie mal die Decke gehoben, hätten Sie das auch gesehen. Aber das können sie nicht sehen, denn ich verbinde mir seit einer Woche die Füße selbst.« Am nächsten Tag bekam ich sofort mein Einzelzimmer, was mir zustand, sicher war ich peinlich, aber ehrlich, und niemand sollte es hören. Aber mit der Behandlung wurde immer noch nicht begonnen und ich lag schon über eine Woche im Krankenhaus. Und der zweite Fuß war auch mit Eiter gefüllt. Plötzlich merkte ich, wie sich die Wunde am linken Fuß öffnete und Eiter rauslief. Ich bat eine Krankenschwester, dem Arzt Bescheid zu geben, um zu bestimmen, was jetzt gemacht werden sollte. Dann kam ein junger Pfleger in mein Zimmer und sagte: »Ich soll Ihnen den Eiter aus dem Fuß drücken.« Am nächsten Tag sollte ich auf der Chirurgie vorstellig werden. Die Ärzte meinten: »Ihr Arzt war aber übereifrig, zweimal operiert und nun ein großes Loch im rechten Fuß. Wir operieren hier nicht, das hat man früher mal gemacht, aber heute nicht mehr.« Also hätte man mir das alles ersparen können.

Hoffentlich denken Sie nicht, ich sei ein böser oder unhöflicher Mensch. Das bin ich auf keinen Fall. Aber wenn Sie nur noch Schmerzen haben, nicht laufen können, vor Ihren zwei Nachbarinnen Ihren Darm entleeren müssen, und das auf der Krankenstuhltoilette im Krankenzimmer, und die Herrschaften helfen nicht, sondern schieben einen nur von einer Station zur Nächsten, um neue Untersuchungen zu machen, und immer diese langen Wartezeiten. Der Frust musste einfach mal raus! Und ich habe es nicht an den Falschen ausgelassen, Herr Professor war auch dabei. Nun wünschte ich mir, wieder Zweite-Klasse-Patient zu sein, denn da hätte man die ganzen Untersuchungen nicht machen dürfen.

Nach zwei Wochen Krankenhaus und wahnsinnigen Schmerzen und ohne Behandlung, bekam ich dann endlich hochdosiertes Cortison. Ich konnte immer noch nicht laufen. Der Herr Professor sagte, in fünf Tagen sei ich wieder fit. Aber warum nicht gleich so? Endlich Cortison! Ich muss auch sagen: Cortison kann ein Segen sein, trotz der Nebenwirkungen. Zwei Wochen musste ich leiden. Und taff, wie ich war, stand ich am zweiten Tag unter Schmerzen auf und fuhr mit meinem Gehwägelchen durch die Gegend. Alle waren erstaunt und freuten sich mit mir. Der erste Gang war in die Krankenhauskapelle. Ich dankte Gott, dass ich das Ganze einigermaßen gut überstanden habe. Und es ging mir von Tag zu Tag besser. Dann wurde Blutdruck gemessen: »Oje, Sie haben ja 139 Blutdruck, das müssen wir beobachten.« Ich dachte nicht, dass man mir tatsächlich Blutdrucksenker geben würde. Und am nächsten Tag war mein Blutdruck 149. Der Arzt kam gleich mit Blutdrucksenkern. Ich sagte: »Die möchte ich aber nicht nehmen, denn es ist normal, dass der Blutdruck sich erhöht, wenn man hochdosiertes Cortison nimmt.« Er meinte: »Sie nehmen die Tabletten, denn das kann gefährlich werden.« Ich sagte: »Ich bin ja nun einiges älter als sie. Kennen Sie noch die Zeit, wo man den Blutdruck anders berechnete, nämlich 100 plus Alter? Das heißt, früher wäre ein Blutdruck von 169 in meinem Alter normal gewesen. Und 120 Blutdruck, wie heute von der Pharmaindustrie gewünscht, war damals schon zu niedriger Blutdruck.« Ich nahm eine Tablette und tatsächlich fiel ich um, zum Glück habe ich mir nicht wehgetan. Ich bin mir auch nicht sicher, ob mir der Arzt das glaubte, aber es stimmt. In dem anderen Krankenhaus glaubte mir der Arzt auch nicht, dass ich von der ersten Ibuprofen-Tablette bereits Magenbluten bekomme. Denn er schaute mich so ungläubig an. Also sagte ich zu ihm: »Ich nehme eine Ibuprofen und dann werde ich Sie rufen, damit Sie sehen, was es bei mir anrichtet.« Ich nahm also eine Ibuprofen und einige Stunden später ging ich zur Toilette und die ganze Toilettenschüssel war voller Blut. Ich sagte zu der Krankenschwester: »Bitte rufen Sie den Arzt, damit er sieht, dass ich keine Märchen erzähle.« Als er kam und das viele Blut sah, war er sichtlich überrascht, denn so etwas hat er noch nicht erlebt.

Nach drei Wochen wurde ich dann entlassen. Mein Lebensgefährte kam mich am Krankenhaus abholen und die kleine Mini war auch dabei. Sie freute sich so und hörte gar nicht mehr auf, mich zu begrüßen. Voller Hoffnung fuhren wir nach Hause. Ich bekam noch ein Schreiben für den Gastroenterologen mit den Anweisungen, was er mir verschreiben sollte.

Zu Hause angekommen ging ich dann mit dem Brief zum Gastroenterologen, aber irgendwie hatte ich das Gefühl, dass er nicht mehr gut auf mich zu sprechen war. Das Krankenhaus hatte ja auch mit ihm telefoniert. Er nahm mir noch Blut ab und verschrieb mir Mezavant und Cortison. Mezavant habe ich sehr gut vertragen. Aber als ich es nach einem Jahr absetzen wollte, ging sofort der Gang zur Toilette wieder los. Als ich ein paar Tage daheim war, musste ich feststellen, dass mir die Haare ausfielen. Nun kam noch ein Problem dazu. Meine Nachbarin ist Friseuse, da machte ich einen Termin aus und sie schnitt mir die Haare für meine Verhältnisse relativ kurz. Sie konnte es auch nicht fassen, was Medikamente so alles mit einem machen können. Ich kaufte mir ein Mittel gegen Haarausfall und es kam dann zu einem Stopp.

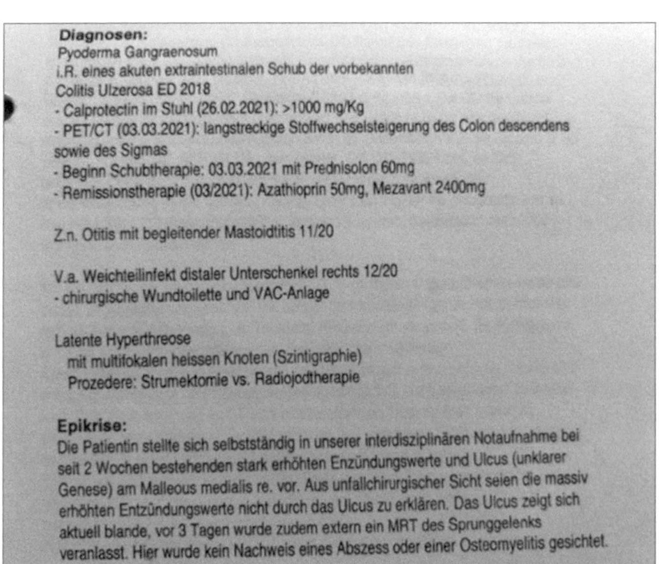

Diagnosen:
Pyoderma Gangraenosum
i.R. eines akuten extraintestinalen Schub der vorbekannten
Colitis Ulzerosa ED 2018
- Calprotectin im Stuhl (26.02.2021): >1000 mg/Kg
- PET/CT (03.03.2021): langstreckige Stoffwechselsteigerung des Colon descendens sowie des Sigmas
- Beginn Schubtherapie: 03.03.2021 mit Prednisolon 60mg
- Remissionstherapie (03/2021): Azathioprin 50mg, Mezavant 2400mg

Z.n. Otitis mit begleitender Mastoidtitis 11/20

V.a. Weichteilinfekt distaler Unterschenkel rechts 12/20
- chirurgische Wundtoilette und VAC-Anlage

Latente Hyperthreose
mit multifokalen heissen Knoten (Szintigraphie)
Prozedere: Strumektomie vs. Radiojodtherapie

Epikrise:
Die Patientin stellte sich selbstständig in unserer interdisziplinären Notaufnahme bei seit 2 Wochen bestehenden stark erhöhten Enzündungswerte und Ulcus (unklarer Genese) am Malleous medialis re. vor. Aus unfallchirurgischer Sicht seien die massiv erhöhten Entzündungswerte nicht durch das Ulcus zu erklären. Das Ulcus zeigt sich aktuell blande, vor 3 Tagen wurde zudem extern ein MRT des Sprunggelenks veranlasst. Hier wurde kein Nachweis eines Abszess oder einer Osteomyelitis gesichtet.

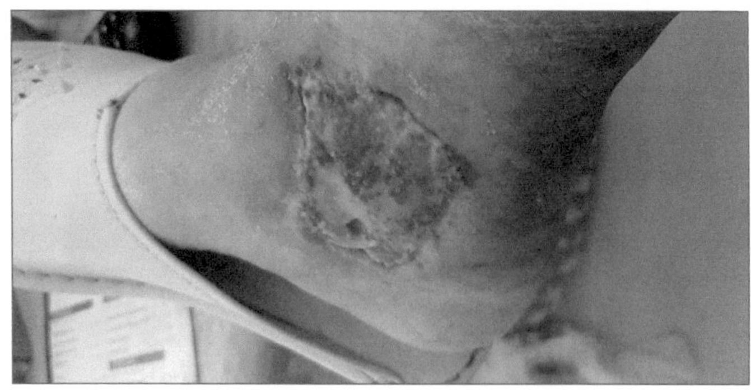

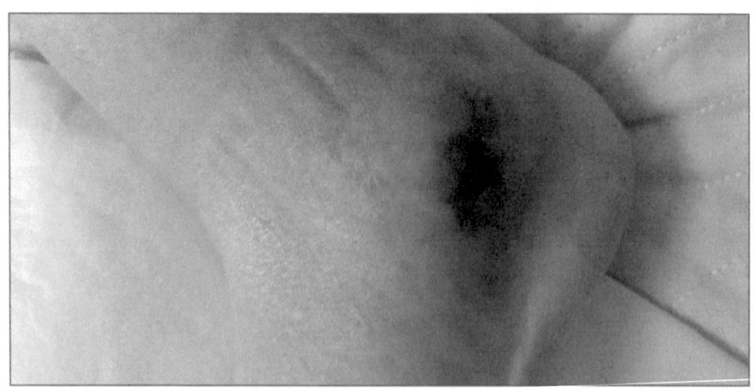

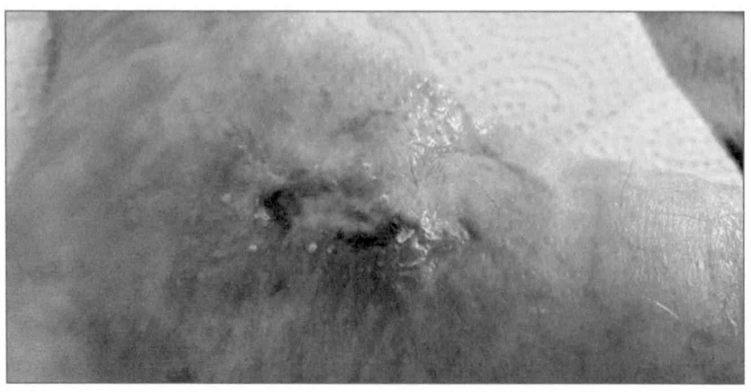

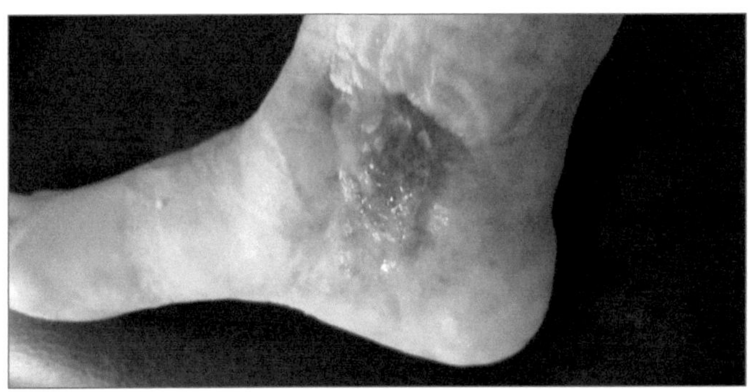

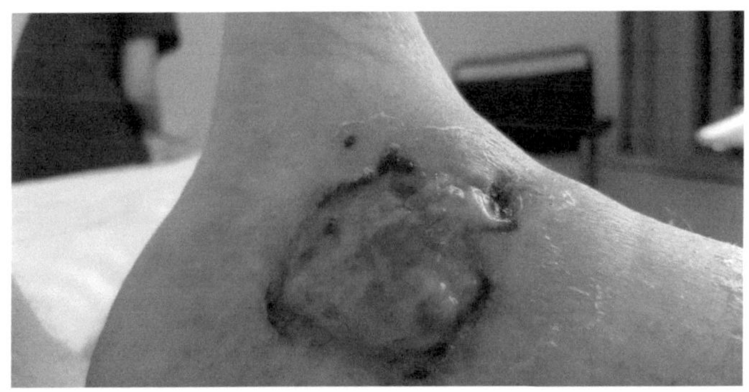

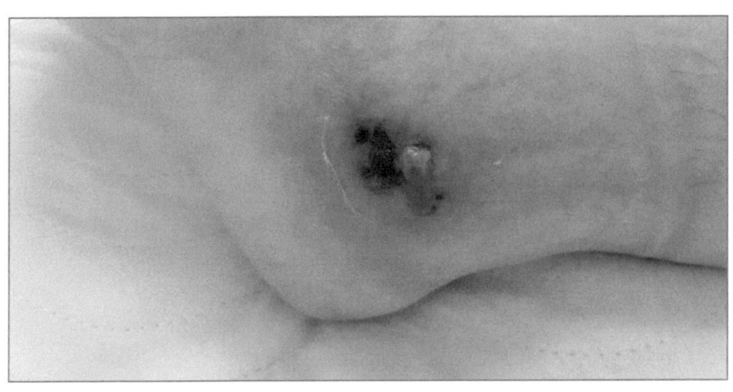

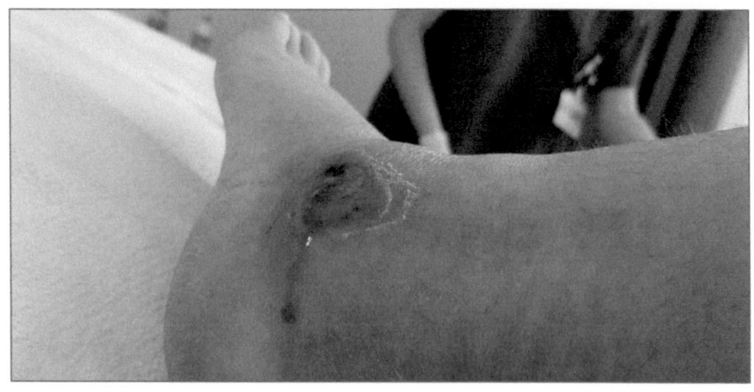

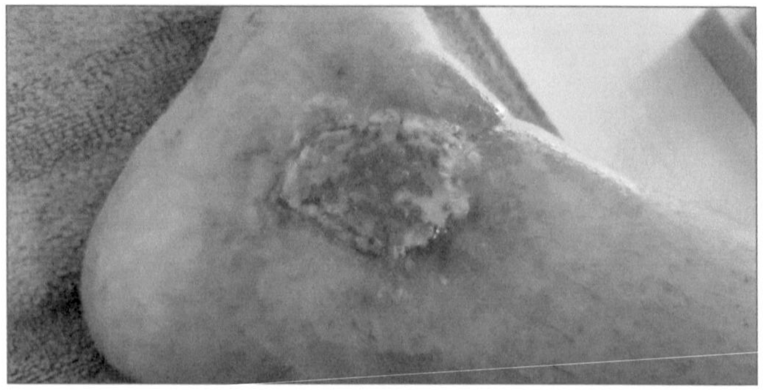

Der Gastroenterologe wirft mich raus

Als sich meine Füße wieder mit Eiter füllten – ich konnte es spüren –, ging ich zu dem Gastroenterologen und berichtete ihm davon und fragte, was er mir raten würde. Ich war wirklich der Meinung, er würde mir weiterhelfen, aber er sagte nur total schlecht gelaunt: »Gehen Sie doch wieder dahin, wo Sie herkamen, nach München in die Klinik! Ich gebe Ihnen eine Überweisung fürs Krankenhaus.« Ich sagte: »Da gehe ich nicht mehr hin, ich war nun neun Wochen am Stück im Krankenhaus, jeweils in drei verschiedenen Kliniken, das reicht mir eigentlich.« Er meinte, so einen Quatsch habe er noch nie gehört, dass der Eiter in den Füßen vom Darm kommen soll. »Ich kann Ihnen da nicht mehr helfen.« Irgendwie war ich total traurig – der Arzt forderte mich tatsächlich auf, zu gehen.

Aber auch ich war der Meinung, der Eiter in den Füßen käme nicht von meinem Darm, sondern von meiner unbehandelten Ohrenentzündung, das sagte ich auch immer den Ärzten. Denn ich war drei Monate ohne Behandlung, so konnte sich der Eiter ausbreiten. Aber alle redeten davon, dass die

Colitis ulcerosa Schuld daran sei. Meine Tochter schickte mir dann einen Bericht aus dem Internet von Dennis Ballwieser. Er schrieb von einem kleinen Jungen, der das Gleiche hatte wie ich, aber zuerst auch falsch behandelt wurde. Der Junge hatte auch Eiter in den Füßen, er wurde dann aber erfolgreich mit Antibiotika behandelt. Aber die Ärzte schauten mich immer an, als hätte ich einen Knall, wenn ich sagte, das komme sicher von meiner Ohrenentzündung. Niemand nahm mich ernst. Auch mich konnte man als rätselhafte Patientin bezeichnen.

Ein rätselhafter Patient: Eiter in den Fuß gewandert

Nur eine Nebenwirkung des Wachstums? Als ein neunjähriger Junge nicht mehr auftreten kann, haben die Ärzte schnell eine Diagnose parat. Doch die Schmerzen werden immer unerträglicher.

Von Dennis Ballwieser

Der neunjährige Junge kann nicht mehr auftreten, deshalb kommt er in die Notaufnahme des Queens Hospital im englischen Burton-on-Trent. Schon seit zwei Tagen schmerzt sein linker Fuß, wenn er ihn belastet. Nach dem Aufwachen konnte er gar nicht mehr auftreten, obwohl er den Fuß vorher nicht verletzt hat und auch keinen Unfall hatte.

Die Mediziner in der Notaufnahme haben schnell eine Diagnose zur Hand. Schmerzen im Fuß entstehen bei Kindern im Wachstum häufig durch eine Entzündung der Wachstumsfugen der Knochen. Übermäßiger Sport oder andere Belastungen können die Schmerzen auslösen, die in der Regel von selbst wieder verschwinden. Die Mediziner schicken den Jungen wieder nach Hause, er soll eine ambulante Physiotherapie bekommen.

Doch vier Tage später ist das Kind erneut in der Notaufnahme, weil seine Schmerzen zugenommen haben. Dieses Mal ist – im Gegensatz zum ersten Besuch – der Fuß nicht nur schmerzhaft, sondern auch gerötet und über Ferse und Sprunggelenken geschwollen. Die Mediziner untersuchen ihren Patienten nicht nur klinisch, sondern fertigen auch Röntgenaufnahmen an.

Auf den Bildern sind Veränderungen des Fersenbeins, Mediziner nennen es Calcaneus, erkennbar – diese treten zwar teilweise im Kindesalter auf, können aber auch auf krankhafte Veränderungen hinweisen. Insgesamt fällt den Ärzten die Bildanalyse schwer, da der Fuß wegen der Schmerzen des Jungen nicht so gehalten werden kann, wie es für die Aufnahmen eigentlich notwendig wäre.

Aus der Sicht der Ärzte ist die wahrscheinlichste Diagnose nach wie vor eine Entzündung der Wachstumsfuge, auch wenn die Erkrankung meist an beiden Füßen auftritt und normalerweise nicht die Haut rötet. Der Junge wird wieder nach Hause entlassen, berichten Alvin James Mallia und seine Kollegen im Fachmagazin »Journal of Medical Case Reports«.

Krank, fiebrig, ausgetrocknet

Nach weiteren vier Tagen kommt der Junge zum dritten Mal in die Klinik. Und jetzt ist es nicht mehr allein der Fuß, der ihm Beschwerden bereitet. Er fühlt sich krank, ist fiebrig und ausgetrocknet. Die Schmerzen sind schlimmer geworden. Die Entzündungszeichen des Fußes steigen jetzt bis in das linke Bein auf, die Schwellung ist ausgeprägter als zuvor.

Eine Blutuntersuchung gibt Hinweise auf eine Entzündung. Nachdem ein Orthopäde das Kind untersucht hat, tippt er auf eine Knochenentzündung, eine sogenannte Osteomyelitis. Rasch wird der Junge in einem Kernspintomografen untersucht, die Magnetresonanztomografie (MRT) zeigt tatsächlich die Entzündung des Fersenbeins und eine Infektion des Gewebes rund um den Knochen.

Die Ärzte bringen den jungen Patienten umgehend in den OP, wo sie den Eiter aus dem linken Fuß entleeren. Mit sechs Litern Flüssigkeit wird die Wunde ausgiebig gespült, der Knochen dafür extra noch einmal angebohrt. Die notwendige Antibiotikatherapie beginnen die Ärzte erst, nachdem sie im OP Eiter sichergestellt und den Erreger der Wundinfektion bestimmt haben. Die Wunde muss erst einmal offen bleiben, nach der OP wird das Bein ruhiggestellt und die Wunde noch zweimal gespült. Erst dann verschließen die Mediziner sie.

Die Bakterienkultur im Labor zeigt, dass der Fuß des Jungen mit dem Keim Staphylococcus aureus infiziert ist. Die Ursache für eine solche Infektion können kleine Wunden am Fuß sein oder verschleppte *Bakterien* aus anderen Körperregionen. Möglich ist zum Beispiel, dass Patienten nach einer Mittelohrentzündung oder einem grippalen Infekt an der Osteomyelitis erkranken.

Sechs Wochen lang muss der Junge *Antibiotika* nehmen, um sicherzustellen, dass die Infektion im Knochen ausreichend behandelt ist. Die Blutwerte normalisieren sich, nach der Zeit hat er keine Beschwerden mehr und kann das Bein voll belasten. Ein Jahr nach der Behandlung geht es ihm gut und er kann normal Fußball spielen, berichten seine Ärzte.

Die britischen Mediziner schreiben in ihrem Fallbericht selbstkritisch, dass es bei diesem Patienten zu lange gedauert hat, bis sie die richtige Diagnose gestellt haben – obwohl es bei Knochenentzündungen im Fuß von Kindern häufig noch länger dauert, bis Ärzte auf die richtige Spur kommen.

Anders als bei Entzündungen langer Röhrenknochen haben die betroffenen Kinder am Fuß oft nicht so starke Schmerzen, wie es zu erwarten wäre. Zudem dauert es häufig, bis Veränderungen in den Knochen auf normalen Röntgenaufnahmen zu erkennen sind. Glücklicherweise müssen nicht alle Patienten operiert werden, in manchen Fällen reicht auch eine Antibiotikatherapie.

Dennis Ballwieser arbeitet für den Verlag der »Apotheken-Umschau« und ist Arzt. Von 2011 bis 2013 war er Redakteur bei SPIEGEL ONLINE.

Ich konnte nicht verstehen, warum mich die Ärzte nicht ernst nahmen, wenn ich sie darauf ansprach, dass es von meiner unbehandelten Ohrentzündung kam. Die Medizin weiß einiges, aber leider nicht alles.

So sieht mein Fuß jetzt aus ohne Hauttransplantation:

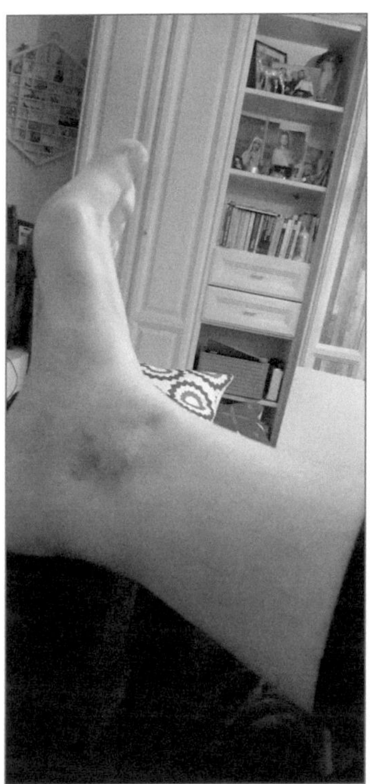

Musste mich selbst therapieren

Als die Schmerzen in beiden Füßen wiederkamen und ich nicht wieder ins Krankenhaus wollte, musste ich mir selbst helfen. Cortison bekam ich noch immer, aber nur noch 20 mg. Ich las viel über CDL, Chlordioxid, eigentlich ein Desinfektionsmittel. Ich habe noch darüber gelacht, als Präsident Trump es gegen Corona empfohlen hat. Ich sagte noch: »Wie kann er ein Desinfektionsmittel gegen Corona anpreisen? Das soll er mal lieber selbst trinken!« Scheinbar hat es ihm auch geholfen, denn er hatte ja auch Corona und ist schnell wieder genesen. Aber was macht man nicht alles, wenn man verzweifelt ist? Ich schaute mir alles im Internet an, las die Erfahrungen der anderen mit CDL. Und die meisten Berichte waren positiv. Ich kaufte mir nun das Buch: »Gesundheit verboten, unheilbar war gestern« von Andreas Kalcker, er ist Chemiker und der müsste es ja am besten wissen. Er sieht ja die ganzen Reaktionen unter dem Mikroskop. Das Buch hat mich dann doch überzeugt, es mit CDL zu versuchen. Ich hatte nur die Wahl: wieder Krankenhaus mit all den sinnlosen Untersuchungen und Cortison hochdosiert oder CDL.

Und die meisten Berichte, die ich las, waren größtenteils positiv. Nur natürlich nicht für die Pharmaindustrie. Also kaufte ich mir CDL. Ich nahm 10 Tropfen zweimal am Tag, gemischt mit Limonade. Und tatsächlich: Innerhalb kurzer Zeit war kein Eiter mehr in meinen Füßen und das große, tiefe Loch an meinem Fuß war innerhalb von Wochen geschlossen. Ich ging sogar fünf Monate nach der Operation zum Schwimmen, und das ohne Probleme. Ich hatte dann einen Termin bei meinem Hausarzt zur Untersuchung. Zuerst wollte ich ihm nichts sagen, aber dann sagte ich, bitte schimpfen Sie mich nicht, aber ich habe CDL eingenommen. Er sagte: »Warum soll ich Sie schimpfen, das haben wir früher immer unseren Patienten gegeben, wir hatten ja nichts anderes. Heute sieht die Welt anders aus, heute dürfte ich Ihnen das nicht empfehlen, das Mittel ist der Pharmaindustrie ein Dorn im Auge.« Auch Dr. Kalcker bekam bereits viele Probleme wegen seiner Ratschläge in seinem Buch. Er wurde von vielen angefeindet, aber mir hat CDL wunderbar geholfen.

Stuhltransplantation

Ich las im Internet, dass einer der besten Gastroenterologen in Starnberg im Krankenhaus ansässig ist. Ich machte einen Termin aus, denn ich wollte unbedingt eine Stuhltransplantation und die Spenderin sollte meine Enkeltochter sein. Als Spender muss man ganz gesund sein, darf kein Cortison genommen haben, auch keine Antibiotika, denn bei einer Stuhltransplantation können auch unerwünschte Dinge auftreten, z. B. wenn der Spender krank ist. Es kann auch ein schlanker Mensch nach der Stuhltransplantation kräftiger werden. Professor Dr. Pfeifer hatte dies schon mehrmals gemacht und dabei gute Erfolge erzielt. Leider war er in Rente gegangen und ich konnte bei ihm diesbezüglich nicht mehr vorstellig werden. Er meinte, die Kriterien seien allerdings sehr hoch gesteckt. Der Spender müsse sehr gesund sein. Ebenfalls dürfen in der Familie des Spenders keine ernsthaften Krankheiten vorkommen. Sollte jemals Krebs in der Familie vorgekommen sein, scheidet er als Spender sofort aus. Deshalb war mein Lebensgefährte, der sich zur Verfügung stellen wollte, für mich als Spender nicht geeignet. Sein Vater starb bereits sehr jung, mit 37 Jahren, an Darmkrebs, seine Mama starb auch an Darmkrebs und seine Schwester starb mit nur 54 Jahren an Brustkrebs. Solche Spender werden dann gleich ausgeschlossen. Also hielt ich an meiner Enkeltochter als Spenderin fest. Sie ist jung und gesund, dachte ich.

Voller Zuversicht sah ich dem Termin bei Prof. Dr. Storr entgegen. Ich war mir ganz sicher, dass er die Stuhltransplantation machen würde. Als ich sagte, dass ich gerne eine Stuhltransplantation möchte, blockte er gleich ab. Er sagte: »Es gibt Besseres, damit Ihre Colitis ulcerosa weggeht.« Natürlich war ich auch bereit, etwas anderes machen zu lassen, wenn ich mich dadurch von dieser unangenehmen Krankheit verabschieden könnte. Zuerst war ich euphorisch während des Gesprächs, doch dann, als ich hörte, ich müsse alle Impfungen nachholen, sagte ich gleich Nein. Aber nicht, weil ich ein totaler Impfgegner bin, sondern weil ich schlechte Erfahrungen gemacht habe. Einmal wollte ich die Wundstarrkrampf-Impfung. Mein Arm wurde nach der ersten Impfung dicker als mein Oberschenkel. Der Arzt gab mir die zweite Impfung nicht mehr und sagte: »Sie impfe ich nie wieder.« Als ich eine Grippeimpfung machen ließ, war ich so krank, dass das für mich auch nicht mehr infrage kam. Meine Freundin verlor nach einer Grippeimpfung ihre Haare.

Als ich dann ziemlich glücklich nach Hause ging, wollte ich mir die Nebenwirkungen der Therapie ansehen. »Anti-TNF-Therapie«, gab ich dann bei Google ein. Wie mir der Arzt bereits mitteilte, bekommt man mehrere Infusionen, die bereits nach einigen Wochen wirken. Und Colitis ulcerosa geht tatsächlich weg. Natürlich gibt es Nebenwirkungen, aber die gibt es bei anderen Mitteln auch. Aber trotzdem habe ich mich dagegen entschieden, weil ich ja eine einfache Stuhltransplantation wollte. Also entschloss ich für mich, weiterzusuchen nach einem Medikament, das pflanzlich ist und keine Nebenwirkungen hat. Ich habe Ihnen den Arztbrief angehängt, damit Sie, falls Sie sich für diese Methode entscheiden, eine Anlaufstelle haben oder sich mit Ihrem behandelnden Arzt austauschen können. Das Gleiche gilt auch für Rheumapatienten, sie werden tatsächlich schmerzfrei sein nach den Infusionen.

Also suchte ich weiter, denn ich wollte kein Gift mehr in meinem Körper haben. Ich wog damals immer noch 49 kg und fühlte mich für so etwas nicht stark genug.

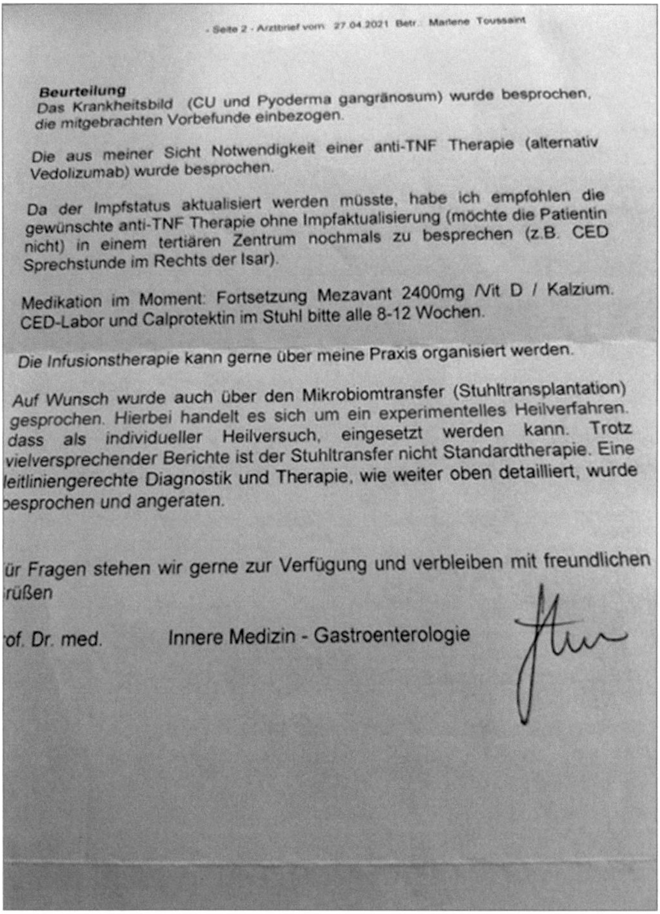

- Seite 2 - Arztbrief vom 27.04.2021 Betr.: Marlene Toussaint

Beurteilung
Das Krankheitsbild (CU und Pyoderma gangränosum) wurde besprochen, die mitgebrachten Vorbefunde einbezogen.

Die aus meiner Sicht Notwendigkeit einer anti-TNF Therapie (alternativ Vedolizumab) wurde besprochen.

Da der Impfstatus aktualisiert werden müsste, habe ich empfohlen die gewünschte anti-TNF Therapie ohne Impfaktualisierung (möchte die Patientin nicht) in einem tertiären Zentrum nochmals zu besprechen (z.B. CED Sprechstunde im Rechts der Isar).

Medikation im Moment: Fortsetzung Mezavant 2400mg /Vit D / Kalzium.
CED-Labor und Calprotektin im Stuhl bitte alle 8-12 Wochen.

Die Infusionstherapie kann gerne über meine Praxis organisiert werden.

Auf Wunsch wurde auch über den Mikrobiomtransfer (Stuhltransplantation) gesprochen. Hierbei handelt es sich um ein experimentelles Heilverfahren, dass als individueller Heilversuch, eingesetzt werden kann. Trotz vielversprechender Berichte ist der Stuhltransfer nicht Standardtherapie. Eine leitliniengerechte Diagnostik und Therapie, wie weiter oben detailliert, wurde besprochen und angeraten.

für Fragen stehen wir gerne zur Verfügung und verbleiben mit freundlichen Grüßen

Prof. Dr. med. Innere Medizin - Gastroenterologie

Urlaub am Gardasee

Ich buchte eine Urlaubsreise mit dem Zug an den Gardasee und hoffte, mich von meinen Strapazen zu erholen. Wir wollten auch ein paar Tage in Verona bleiben, weil wir diese Stadt so lieben. Aber je näher der Termin kam, umso schlimmer wurden meine Knochenschmerzen. Plötzlich hatte ich Schmerzen im Kniegelenk. Mein Lebensgefährte sagte noch: »Wenn es nicht geht, dann bleiben wir zu Hause.« Aber ich sagte, das wird schon gehen, denn ich wusste, dass er sich sehr auf den Urlaub freute, und das wollte ich wegen meiner blöden Krankheit nicht vermasseln. Bereits zu Hause suchte ich eine Adresse von einem deutschen Arzt am Gardasee raus. Sollte es nicht besser werden, wollte ich dort hingehen. Im Urlaub angekommen, wurde es tatsächlich schlimmer. Dummerweise hatte ich kein Cortison dabei. Die Colitis war zwar immer noch da, aber nicht so schlimm: Wenn ich nur fünfmal am Tag auf die Toilette musste, bezeichnete ich mich bereits als geheilt. Und ich bin ein Mensch, der nicht gerne Tabletten nimmt. Wir mieteten uns in Verona ein Auto, um an den Gardasee zu fahren. Die Schmerzen wurden immer schlimmer und ich war froh, als wir ins Auto steigen konnten und zum Hotel fuhren. Dort angekommen, legte ich mich gleich ins Bett. Ich sagte zu meinem Lebensgefährten: »Bitte ruf du den Arzt an und frage ihn, wann wir kommen können.« Noch am gleichen Tag bekamen wir einen Termin.

Der Arzt machte sich große Sorgen, wusste aber nicht genau, was ich hatte. Er vermutete eine Thrombose oder eine Venenentzündung, denn alles war rot und dick geschwollen, und er verschrieb mir Antibiotika. Ich sagte zu ihm: »Das wird aber nicht gut ausgehen, denn ich habe Colitis ulcerosa.« Er meinte, das Risiko müssten wir nun eingehen. Also fuhren wir zur Apotheke und kauften das Antibiotikum. Ich nahm es und es dauerte nicht lange, da hatte ich den schlimmsten Schub meines Lebens. Ich lag in meinem Bett, schaute auf den schönen See und sagte zu Gott: »Wenigstens lässt du mich an einem wunderschönen Ort sterben mit dieser einmaligen Aussicht.« Dann kamen die Tage, wo ich wieder bis zu 40 Mal auf die Toilette musste, und das im Urlaub. Toilettenpapier mussten wir nachkaufen. Mein Lebensgefährte fragte mich, ob es mir etwas ausmachen würde, wenn er sich Limone alleine anschaue. Ich sagte: »Genieße deine Zeit hier, ich kann leider nicht mitkommen.« Tatsächlich war der Schmerz im Bein weg, aber nun hatte ich ein anderes Problem. Am Abend ging mein Lebensgefährte alleine zum

Pizzaessen. Am Morgen musste er alleine frühstücken, es war auch keine schöne Zeit für ihn, denn er machte sich ständig Sorgen und wollte mich nicht alleine lassen. Wer aber Colitis ulcerosa kennt, weiß, dass man in diesen Momenten am liebsten alleine ist. Ich wurde immer dünner und immer schwächer. Das kommt von dem Nährstoff- und Wassermangel, denn der Körper scheidet ja alles aus, was man ihm zur Verfügung stellt. Ich wollte und konnte auch nichts mehr essen, nur trinken. Wasser hielt mich am Leben. Meine kleine Mini war mir ein großer Trost. Sie spürte immer, wenn ich krank war, und schaute mich mit großen, traurigen Augen an und war sehr zärtlich und rücksichtsvoll. Meine Tiere waren ein ganz großes Gottesgeschenk für mich während meiner Krankheit. Sie waren immer für mich da und fühlten mit mir. Mein 17 Jahre altes Katerchen Franzi legte sich immer genau auf die Stelle, wo ich die Schmerzen hatte. Mein Lebensgefährte war ja die ganze Woche über immer in München, um dort zu arbeiten, deshalb trösteten mich meine Tiere in der Zwischenzeit. Am dritten Tag am Gardasee musste ich aufstehen, trotz CU, denn wir mussten in ein anderes Hotel umziehen, das ich vorher gebucht hatte. Ich kaufte mir in der Apotheke noch Wegwerfhöschen und nahm Imodium akut Duo, denn wir waren noch eine Zeitlang im Auto unterwegs.

Das rettete mich. Ich konnte mit der Tablette sogar zum Essen gehen und das hatte ich auch nötig, denn ich war nur noch Haut und Knochen. Letztendlich ging auch dieser Urlaub vorüber, aber es war für mich so furchtbar, denn ich verbrachte die meiste Zeit im Hotel. Ich sagte zu meinem Lebensgefährten, gerne würde ich diesen Urlaub noch einmal wiederholen, aber in gesundem Zustand, denn er hätte wunderschön sein können.

Irgendwann dachte ich bei den ständigen Schmerzen im Bein auch an Leaky Gut.

Mein Besuch beim Heilpraktiker

Als es meinen beiden Füßen wieder gut ging, kam die Colitis zurück und ich bekam Schmerzen an meiner Wirbelsäule und am Brustbein, auch der Nacken tat weh. Die Lymphdrüsen waren geschwollen und nachts konnte ich kaum noch schlafen, höchstens zwei Stunden am Stück. Mein Arzt sagte, da könne er mir leider nicht helfen. Ich sagte: »Bitte geben Sie mir eine Spritze, dann bin ich wenigstens für drei Tage schmerzfrei.« Und während der drei Tage war ich ein anderer Mensch. Ich tanzte, freute mich und nach drei Tagen kam wieder der Zusammenbruch. Es hatte nur indirekt mit Colitis ulcerosa zu tun, denn so etwas kann sicher auch anderen Menschen passieren, die viel Antibiotika und Cortison bekommen haben.

Ich sprach mit meinem Lebensgefährten und sagte: »Du musst dir eine neue Partnerin suchen, denn ich bin zu nichts mehr zu gebrauchen, ich kann das nicht verantworten, dass du so freudlos durchs Leben gehen musst.« Aber er nahm mich in den Arm und sagte: »Das stehen wir gemeinsam durch.« Er hielt immer zu mir, auch wenn ich durch das viele Cortison und die Schmerztabletten manchmal Dinge sagte, die nicht so gemeint waren. Cortison kann aggressiv machen. Ich konnte ihm auch nichts mehr kochen, er kochte für mich, wenn er am Wochenende kam. In dieser Zeit wollte ich auch keine Menschen mehr um mich haben. Selbst Telefonieren fand ich furchtbar. Jedes Mal, wenn das Telefon klingelte und ich aufstehen musste, war für mich mit Stress und Schmerzen verbunden. Ich lag fast nur noch auf der Couch. Meine Entzündungswerte waren wieder sehr hoch und ich konnte kaum noch Treppen steigen, hatte Nachtschweiß und wenn ich nur ein Bett machen wollte, bekam ich Atemnot. Mein Lebensgefährte putzte mir die Ferienwohnung, ich war zu nichts mehr fähig. Dann entschloss ich mich, zu einem Heilpraktiker zu gehen, denn so konnten wir uns austauschen. Er wollte eine Eigenbluttherapie bei mir machen. Diese mussten wir aber abbrechen wegen meiner schlechten Venen. Ich kann es verstehen, denn im Krankenhaus kam immer eine Schwester von der Säuglingsstation, die mir Blut abnehmen musste. Ich war ihr so dankbar, denn sie schaffte es tatsächlich beim zweiten oder dritten Mal, mir Blut abzunehmen. Der Heilpraktiker verschrieb mir Ampullen mit Medikamenten, die ich mir dann selbst spritzen konnte. Es waren gute Medikamente, die er mir empfohlen hat, aber nichts half. Ich habe sehr viel für die Medikamente bezahlt, aber ich war immer noch nicht gesund. Meine Gedanken kreisten nur um die Krankheit und darum, was es sein könnte. Ich hatte es doch gelernt und konnte mir tatsächlich in diesem Zustand selbst nicht helfen.

Ich ging dann wieder zum Orthopäden, musste aber drei Monate warten, bis ich einen Termin bekam. Ich schilderte ihm, dass ich am Sternum (Brustbein) und auf dem Rücken wahnsinnige Schmerzen hätte und kaum noch schlafen könne, so schlimm seien die Schmerzen. Er machte einen Test und sagte: »Sie haben eine Osteoporose und Sie bekommen eine Spritze mit, die können Sie sich aber nur geben, wenn Ihre Kalziumwerte in Ordnung sind, dann müsste es Ihnen bald wieder besser gehen.« Ich gab mir die Spritze, aber der Schmerz ging leider nicht weg. Er schickte mich zum MRT, aber keiner der Knochen war gebrochen. Leider fand er auch nicht heraus, was ich hatte.

Dann ging ich wieder zum Ohrenarzt, denn der Schmerz ging nicht weg und ich bekam noch rasende Kopfschmerzen dazu. Der stellte eine Sinusitis fest, als er ein CT machen ließ, weil ich ja auch immer eine blockierte Nase hatte und schlecht Luft bekam. Es sei ein Überbleibsel von einer Infektion meinte er, da könne man nichts machen, nur Cortison-Tropfen linderten es ein wenig. Als mir dann noch der Kiefer anfing wehzutun, dämmerte es mir. Wie befreit rief ich meinen Lebensgefährten an und sagte: »Ich weiß nun, was ich habe, ich bin mir ganz sicher, ich habe Herpes Zoster.« Ich hegte schon länger den Verdacht und hatte im Internet gelesen, man müsse nicht immer Bläschen bekommen, und ich konnte sehen, wie eine Stelle auf meiner Wange immer rot war. Und ich hatte 15 Jahre zuvor schon eine Gesichtsrose, das war auch so ein schlimmer, unerträglicher Schmerz gewesen. Schon damals war es so schlimm, dass ich mir am liebsten alle Zähne hätte ausreißen lassen.

Plötzlich kam mir ein Gedanke und ich setzte mich an den Computer und suchte nach dem Mittel Aciclovir. Natürlich ist es verschreibungspflichtig, aber wer glaubt mir, dass ich Herpes Zoster habe, ohne diese Bläschen, und mein Hausarzt meinte, die Schmerzen kämen von der Psyche, weil ich so viel durchgemacht hätte. »Ich gebe Ihnen eine Überweisung zu einem Psychologen.« Ich sagte: »Bitte lassen Sie das, mit mir ist alles in Ordnung, das kommt nicht von der Psyche.« Meine Psyche war trotz der schlimmen Krankheit noch immer sehr stabil.

Ich ging noch mal ins Internet und wollte mir Aciclovir bestellen, dieses Medikament bekam ich damals, als ich die Gesichtsrose hatte. Ich wusste aber, dass es verschreibungspflichtig ist. Also kam ich auf eine englische Seite, dort prüfen die Ärzte, ob sie einem das Medikament verschreiben können. Sie fragen nach den Symptomen und danach, welche Medikamente man nimmt. Und nachdem die Ärzte hörten, dass ich schon so lange so viel Cortison genommen hatte, war ihnen auch klar, dass es nur Herpes Zoster sein kann. Denn Cortison fährt das Immunsystem so herunter, dass Herpes Zoster wieder ausbrechen kann. Denn das Virus schlummert im Körper und erwacht dann wieder zum Leben, wenn das Immunsystem am Boden ist. Ich zahlte für die Beratung des Arztes 14,95 Euro und für das Medikament 45 Euro. Noch nie habe mich so auf ein Medikament gefreut. Immer diese schlimmen Schmerzen, keine Nacht mehr Schlaf und so schlimme Kopfschmerzen. Als das Medikament dann kam, war ich innerhalb von fünf Tagen beschwerdefrei. Und kein Arzt kam auf die Idee, dass es Herpes Zoster hätte sein können, deshalb habe ich es in dem Buch geschrieben, falls Sie wegen des vielen Cortisons das gleiche Schicksal ereilt und keiner weiß, was es sein könnte. So kann Ihnen die Info eine Menge Leid ersparen. Diese schlimmen Schmerzen hatte ich genau zehn Monate lang. Diese Zeit war für mich, wie durch die Hölle zu gehen. Ich ging zu zwei verschiedenen Heilern, fünf Ärzten und einem Heilpraktiker, aber keiner konnte mir helfen. Nur dieses Medikament hat mich geheilt.

Was sind die Auslöser von CU, Morbus Crohn und Reizdarm?

Hinsichtlich der Auslöser gibt es auch in der Ärzteschaft leider keine Einigkeit. Manche sagen: Stress, Ernährung, Umwelt, zu viel Hygiene, Antibiotika, Vererbung usw., andere sagen, das weiß niemand genau. Es ist aber festzustellen, dass die Krankheit hauptsächlich in den Industrienationen immer weiter fortschreitet.

Ich war mir ganz sicher, dass meine Ernährung gesund war. Es wurde viel frisch gekocht. Es gab keine Dosen, keine Fertigmenüs bei uns. Die Saucen wurden immer frisch gemacht. Salate nur mit Essig und Öl, Salz und Pfeffer. Das Essen war immer sehr abwechslungsreich. Einmal in der Woche Fisch und zweimal in der Woche Fleisch.

Zu McDonald's ging ich nur zweimal im Jahr, als meine Kinder noch klein waren. Ich wusste, dass ich eine Allergie gegen Konservierungsstoffe hatte. Ich trank sehr viel Bohnenkaffee, der ja generell abführend ist, und viel heiße Schokolade. Leider auch Cola zero oder Cola light. Heute bin ich der

Meinung, dass mein Konsum an H-Milch zu extrem war. 1 l Milch am Tag kann für den Körper nicht gut sein. Was für Männer ein gutes Bier ist, war für mich ein gekühltes Glas Milch. Früher hieß es immer: »Viel Milch trinken wegen der Knochen!« und heute heißt es, zu viel Milch kann Krebs fördern und Entzündungen auslösen. Die Menschen in Afrika und Asien vertragen Milch ganz schlecht.

Nachdem ich dann einen Bericht, die »Wahrheit über Milch« auf YouTube sah, wurde mir fast schlecht. Es fahren ja die Milchwägen von Bauernhof zu Bauernhof und sammeln in ihren Tanks die Milch der Bauern ein. Es waren leider auch kranke Tiere dabei und man fand Eiter in der Milch, die von einer oder mehreren vereiterten Zitzen kam. Da wurde mir die Freude an Milch für eine lange Zeit genommen. Heute mache ich Milch nur noch in den Kaffee. Und mein Kaffee ist koffeinfrei, denn das Koffein trägt zu Durchfall bei, zumindest ist es mir immer wieder aufgefallen.

Ich könnte Ihnen nun eine Liste der Lebensmittel aufschreiben, die man essen darf und die man nicht essen darf. Aber ich habe die Erfahrung gemacht, dass mir diese Listen und Diäten nicht geholfen haben. Einige Monate habe ich nur noch Gemüse und Obst gegessen, aber es hat mir nicht geholfen. Für drei Monate wurde ich zum Vegetarier, aber ich hatte das Gefühl, dass in der Zeit die CU wieder schlimmer wurde.

Ich fragte damals Prof. Dr. Pfeifer, als ich bei ihm auf der Station lag: »Was habe ich falsch gemacht?« Er sagte: »Sie haben gar nichts falsch gemacht. Schauen Sie nur, dass Ihr Stresspegel nicht zu hoch ist, denn an Ihrer Ernährung kann es nicht liegen.« Mir ist allerdings aufgefallen, dass ich diese Erkrankung nach der Trennung von meinem Lebensgefährten bekam. Wir lebten dreißig Jahre zusammen. Nach der Trennung war ich zum ersten Mal in meinem Leben alleine und so ernährte ich mich auch. Ich kaufte meine Semmeln nur noch bei den Discountern und erfuhr dann, dass die Backwaren hauptsächlich aus China kommen und diese einen sehr hohen Anteil von Pestiziden und Konservierungsstoffen enthalten. Für ca. zwei Jahre lebte ich nur von Wurst, Käse und Semmeln. Für mich alleine machte ich mir nicht die Mühe, gesund zu essen. Als ich erfuhr, dass die Frühstückssemmeln nicht so gesund seien, kaufte ich wieder beim Bäcker ein, aber dann war es auch schon zu spät. Also essen Sie, was Ihnen schmeckt, aber vermeiden Sie Stress und behandelte Lebensmittel. Das ist aber einfacher gesagt als getan, denn das Leben ist ein einziger Kampf und immer mit

Stress verbunden. Das Einzige, was ich sagen kann, ist: Ich habe mich beim Umgang mit Stress geändert. Ich denke nun öfters mal wie der Götz von Berlichingen. Das habe ich früher nie getan. Ich wollte es immer allen recht machen, und das sofort.

Ich habe sehr viel über Medizin gelesen, da ich ja eine Ausbildung als Heilpraktikerin habe und eine Ausbildung als Zahnarzthelferin. Das Thema »Medizin« hat mich immer sehr interessiert. Nicht nur wegen meiner Krankheit, nein, alles hat mich interessiert. Ich schaue mir ganz viele medizinische Sendungen an und mein Freund sagt immer: »In einem früheren Leben warst du sicher einmal Arzt.«

Einige Ärzte sagen, man kann mit einer Diät die oben genannten Krankheiten in den Griff bekommen. Das ist sicher nur die halbe Wahrheit. Ich habe mir die Sendung mit den »Ernährungs Docs« angeschaut. Da kam ein junges Mädchen, das an Colitis ulcerosa erkrankt war. Man riet ihr zu einer Diät. Das klappte auch eine Zeitlang, aber sie bekam einen Rückfall. So geht es vielen Menschen. Auch ich kaufte mir das Buch: »Möhrensuppe statt Cortison«. Ich machte eine dreimonatige Diät, leider ohne Erfolg. Ich aß nur noch gelbe Rüben mit Kartoffeln, bis mir die Möhren aus den Ohren kamen. Es ist bekannt, dass Möhrensuppe gut gegen Durchfall ist, aber CU ist ein anderes Kaliber, bestehend aus vielen verschieden Faktoren. Außerdem ist jeder Mensch anders. Dann machte ich eine Gemüsediät. Mein Durchfall wurde damit noch viel schlimmer. Allerdings sagen 80 Prozent der Ärzte, es liegt nicht am Essen. Machen Sie sich keine Vorwürfe. Bei Rheuma und Gicht ist eine Diät sicher hilfreich, allein dadurch, dass man kein Schweinefleisch mehr isst, kann es zu großen Verbesserungen kommen. Wussten Sie, dass ganz viele Tiere nicht mit Schweinefleisch gefüttert werden dürfen, z. B. Greifvögel? Schweinefleisch ist ungesund für viele Tierarten. Fragen Sie mal in den Zoos nach. Sicher ist es dann auch für uns nicht so gesund.

Alle Getränke und Essen mit »light« sollte man nicht zu sich nehmen. Zucker sollte man reduzieren, denn Zucker ist auch die Lieblingsspeise der Krebszellen. Und Zucker beflügelt die Entzündungen im Körper, auch im Darm.

Als meine Enkeltochter zu Besuch kam und wir zum Einkaufen gingen, legte sie mir ein Brot in den Einkaufswagen und ich sagte zu ihr: »Kind, was isst du denn da für ein Altherrenbrot?« Ich kannte die Verpackung von früher, als meine Großeltern am Tisch saßen. Sie meinte: »Omi, du wirst es lieben.« Und tatsächlich: Nun esse ich fast nur noch dieses Brot, es ist ein Biobrot aus Hafer mit Möhren, Omega-3-Fettsäuren und Walnüssen. Darüber steht »das Pure, Gut Bio«. Wir müssten alle darauf achten, dass wir keine abgepackte Wurst oder Dosenwaren essen. Denn jede Wurst, die Sie wochenlang im Kühlschrank aufbewahren können, ist voller künstlicher Zusatzstoffe, damit kommt der Darm nicht klar. Kaufen Sie lieber beim Metzger Ihre Wurst. Käse hat nicht so viele Zusatzstoffe. Und wir sollten nicht zu viel rotes Fleisch essen.

Medikamente

In der Medizin gibt es kein Medikament, das keine Nebenwirkungen hat. Das sieht man bereits am Beipackzettel. Die EU möchte nun die Naturheilmittel verbieten. Allerdings wehren sich die Menschen mit Petitionen und Demonstrationen dagegen. Robert Franz der schon sehr vielen Menschen mit seinen Naturheilmitteln geholfen hat, wird wie ein Schwerverbrecher behandelt; nur weil er der Pharmaindustrie ein Dorn im Auge ist, weil er die Wahrheit sagt. Er musste bereits horrende Geldstrafen bezahlen und saß mehrmals im Gefängnis, obwohl er den Menschen nur helfen möchte.

Mein Hausarzt verschrieb mir kürzlich ein Mittel gegen die Überfunktion meiner Schilddrüse, mit der ich zu keiner Zeit Probleme hatte. Ich habe lediglich einen Kropf, der nach außen wächst und nicht sehr schön aussieht. Ich sollte die Höchstdosis nehmen. Da ich damals nur 50 kg wog, nahm ich die Tabletten. Und tatsächlich wog ich nach 6 Monaten 15 kg mehr bei gleichem Essverhalten. Selbst Cortison hat das bei mir nicht geschafft. Ich habe noch nie so viel gewogen und ich musste mir alles neu kaufen, denn keine meiner Hosen konnte ich mehr anziehen. Das kann doch nicht gesund sein, wenn man ein Medikament einnimmt und dabei so viel zunimmt. Als ich es meinem Arzt mitteilte, meinte er: »Manche werden dick, andere nicht!« Das Medikament habe ich nun abgesetzt.

Leaky Gut

Es gab nur zwei Personen, die das Wort »Leaky Gut« bei mir erwähnten, das waren die Ärztin in der Notaufnahme und der Heilpraktiker. Auch ich dachte, dass es möglich sein kann, wegen der schlimmen Gelenkschmerzen. Als ich es in der Klinik bei den Ärzten erwähnte, wurde nur abgewunken. Warum? Weil es kein Mittel dagegen gibt. »Leaky Gut« kommt aus dem Englischen und bedeutet »durchlässiger Darm«. Und bei dem vielen Cortison und den Antibiotika konnte ich mir sehr gut vorstellen, dass mein Darm dadurch in Mitleidenschaft gezogen worden war.

Bei Leaky Gut ist die Darmschleimhaut geschädigt und es gelangen Toxine und Krankheitserreger in den Blutkreislauf. Das heißt, man bekommt Durchfall, Blähungen, Bauchschmerzen, wird schnell müde und man bekommt vermehrt Nahrungsmittelallergien. Ich gehe weiter und sage, man bekommt Schmerzen in den Gelenken. Auf jeden Fall war es bei mir so schlimm, dass ich an manchen Tagen kaum noch laufen konnte. Bei einer Darmspiegelung kann man leider nicht erkennen, ob die Darmschleimhaut geschädigt bzw. durchlässig geworden ist. Die Entzündungsvorgänge an der Darmbarriere müssen reduziert werden. Die Einnahme von Vitaminen und Spurenelementen ist besonders wichtig. Leaky Gut ist heilbar. Versuchen Sie, gesunde Nahrungsmittel zu essen. Seit ich diese Krankheit hatte, esse ich nur noch Biogemüse, Biofleisch und Bio-Haferbrot. Mir war auch nicht bekannt, dass der so gesunde Spinat, Brötchen, Apfelsaft, Marmelade, Reis, Weizenerzeugnisse, Gemüse, Butter, Käse und Erdbeeren vermehrt aus China importiert werden. Die reichen Chinesen kaufen die importierten Lebensmittel aus dem Ausland, weil sie ihren eigenen Lebensmitteln nicht mehr vertrauen. Kaufen Sie am besten die Lebensmittel, die hier angebaut werden, oder kaufen Sie auf dem Markt, da kann man Ihnen sagen, wo die Früchte und das Gemüse herkommen. Sicher ist es auch nicht immer perfekt, denn fast alles wird behandelt, selbst Biowaren, aber sie sind dennoch besser als die Ware aus China.

Als es mir wieder so schlecht ging, durchforstete mein Lebensgefährte das Internet und stieß auf einen Beitrag, wie man die Darmschleimhaut wieder reparieren kann. Ich schaute mir dann auch den Bericht an und dachte: Entweder das ist Geldmacherei oder es hilft. Aber wenn man so krank ist, denkt man nicht mehr ans Geld, denn man kann ja sowieso kein Geld mehr ausgeben, man ist ja die ganze Zeit daheim. Also bestellte ich mir von Nutra Digest gleich zehn Dosen, denn bei einer bestimmten Abnahmezahl wird es günstiger.

Nutra Digest enthält alles, was ein gesunder Darm und die Darmschleimhaut benötigen. Magnesium, Zink, L-Glutamin, N-Acetylglucosamin, Traubenkernextrakt, Süßholzwurzelpulver, Wermutpulver, gemahlene Zimtrinde, Rote-Beeren-Mix, Nelkenpulver, schwarzer Pfeffer, Grapefruitkernextrakt, Eibischwurzelpulver, Zinkbisglycinat und Berberin. Das sind alles wichtige Inhaltsstoffe für unseren Darm.

Drei Produkte haben mein Leben zum Positiven verändert: Probaflor, Nutra Digest und PC medicus Colon

Ich möchte ausdrücklich dazusagen, dass ich weder Geld von den Firmen erhalte noch dass die Firmen von meinem Buch wissen. Es ist meine eigene Erfahrung, die ich mit den Medikamenten machte. Ich habe viele Tausend Euro sinnlos in meine Gesundheit investiert, bis sich die besten Medikamente erfolgreich herauskristallisiert haben. Ich möchte Ihnen gar nicht aufzählen, was ich alles gekauft und geschluckt habe. Man muss den Tabletten aber Zeit geben zu wirken, mindestens drei Monate. Ein gesunder Darm kostet mich nun ca. 40 Euro im Monat. Diese Produkte sind auch bei Morbus Crohn und Reizdarm sehr gut geeignet. Ich könnte das Nehmen der Tabletten einstellen, aber ich möchte nicht wissen, was dann passiert. Es kam schon mal vor, dass ich die Medikamente für zwei bis drei Tage nicht genommen habe, weil ich unterwegs war und die Medikamente nicht zur Hand hatte. Und nichts ist passiert, mein Darm blieb ruhig. Ich weiß aber, dass die Inhaltsstoffe meinem Darm und der Darmschleimhaut guttun.

Wenn ich jetzt in den Spiegel schaue, kann ich mich wiedererkennen. Meine Haare sind wieder dick und glänzend, meine Haut sieht wieder rosig und gesund aus. Gestern fuhr ich mit einer Freundin an den Bodensee und sie sagte: »Marlene, ich habe mir so Sorgen um dich gemacht, ich dachte, du stirbst, du hast nicht mehr ausgesehen wie früher. Ich weiß nicht, was passiert ist, denn jetzt bist du wieder die Alte.« Genau das möchte ich, dass man das auch bei Ihnen sagt, denn ich weiß, wie schlimm und schmerzvoll diese Zeit ist. Sie können Vitamine nehmen, wie Sie möchten, Ihr Darm scheidet diese alle wieder aus, wenn Sie einen Schub haben. Und genau das macht uns so krank. Alles Gesunde, was wir essen, scheidet unser Darm wieder aus und wir werden schwach, kraftlos, antriebslos. Viele Menschen bekommen Depressionen, wollen nicht mehr leben. Das alles möchte ich Ihnen ersparen. Werden Sie wieder gesund, denn Gesundheit ist unser höchstes Gut. Auch ich habe meine Gesundheit nicht geschätzt, bis ich diese verloren hatte. Ich habe gekämpft, dass ich wieder dahin komme, wo ich einmal war. Und der Weg war steinig und hart. Manchmal dachte ich, es gibt nichts, auch gar nichts auf der Welt, was mir helfen kann, denn ich habe doch bereits alles eingenommen. Ich nahm die Medikamente von Robert Franz. Ich machte die Kur mit Pilzpulver, dies war extrem teuer, aber nutzlos. Ich sah es auf YouTube: Ich nahm MMS – Miracle Mineral Supplement, eigentlich alles, was das Internet empfohlen hat. Am übernächsten Tag stand es auf meinem Tisch. Bis ich endlich die richtigen Medikamente in die Hände bekam. Nun ist mein Leben wieder wie vor der Krankheit. Ich wünsche Ihnen von ganzem Herzen das Gleiche.

Probaflor mit Inulin

Probaflor gehört zum Unternehmen Aix Swiss B. V., das im Jahr 2015 gegründet wurde. Es entwickelt und vertreibt mehrere Produkte unter dem Markennamen Nupure, die sich hauptsächlich mit der Gesundheit des Darms beschäftigen. Allerdings werden auch Vitamin- und Mineralstoffpräparate angeboten. Nupure legt besonderen Wert auf hochwertige Inhaltsstoffe und garantiert durch strenge Sicherheitskontrollen gleichbleibende Qualität.

Der Darm ist eines der wichtigsten Organe des menschlichen Körpers und hat neben seiner Hauptaufgabe, der Verdauung von Nahrung, noch viele weitere wichtige Funktionen. Eine besondere Rolle kommt dabei dem sogenannten Mikrobiom zu. Das Mikrobiom ist die Gesamtheit aller Mikroorganismen, die den Darm besiedeln, und kann den gesamten Körper- und Gesundheitszustand beeinflussen. Befindet sich die Darmflora in einem schlechten Zustand oder besteht sie aus einer unvorteilhaften Zusammensetzung, können sich daraus teils schwerwiegende Erkrankungen ergeben.

Daher hat Nupure es sich zur Aufgabe gemacht, die Darmgesundheit und insbesondere das Mikrobiom nachhaltig zu beeinflussen und dafür das Präparat Probaflor entwickelt, das sowohl aus einem Probiotikum als auch einem Präbiotikum besteht. Wie unsere Probaflor-Erfahrungen zeigen, bietet es eine einfache Lösung, um den Gesundheitszustand des Mikrobioms zu verbessern, wodurch viele Verdauungsbeschwerden gelindert und zudem weitreichende positive Effekte für den ganzen Körper erzielt werden können.

Vorteile von Nupure Probaflor

Die Vorteile des Probiotikums Probaflor liegen klar auf der Hand. Durch seine positive Wirkung auf das Mikrobiom, das auch Darmflora genannt wird, vermag es eine Vielzahl von Verdauungsbeschwerden zu lindern und in bestimmten Fällen auch weiterreichende Wirkungen auf den gesamten Körper zu entfalten. Zudem besteht Probaflor ausschließlich aus erwiesenermaßen effektiven Inhaltsstoffen und ist frei von Gluten, Gentechnik und Laktose. Probaflor zeichnet sich im Vergleich mit anderen Probiotika vor allem durch eine exzellente Auswahl an Bakterienstämmen sowie eine außerordentlich hohe Dosierung aus.

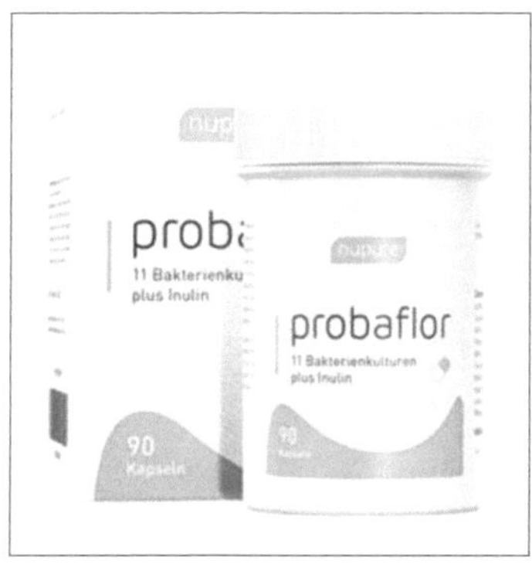

Probaflor besteht aus hochwirksamen und sehr gut durchdachten Inhaltsstoffen. Insbesondere die Kombination aus Probiotika, also den eigentlichen Bakterienstämmen, und dem Präbiotikum Inulin, das das Wachstum dieser Bakterien im Darm unterstützt, ist ein einzigartiges und positives Merkmal. Alle Substanzen, die in dem Präparat enthalten sind, haben wissenschaftlich erwiesene Effekte, die dem Mikrobiom und dem Darm zu einem wesentlich verbesserten Gesundheitszustand verhelfen. Zudem ist Probaflor weitgehend frei von Nebenwirkungen und sehr einfach einzunehmen.

Was ist Nupure Probaflor?

Das Präparat Nupure Probaflor ist ein Mittel, das Verdauungsbeschwerden lindern und den Gesundheitszustand des Darms verbessern soll. Genauer gesagt ist Probaflor ein Synbiotikum. Das heißt, es beinhaltet sowohl Probiotika als auch präbiotische Ballaststoffe. Dadurch kann eine noch bessere Wirkung auf den Darm und die Darmflora erzielt werden. Zusätzlich kann durch die Verbesserung der Darmflora eine weitgehende Wirkung erreicht werden, die viele Bereiche des Körpers und insbesondere das Immunsystem positiv beeinflussen kann.

Nupure-Probaflor-Wirkung

Der Wirkungsbereich von Nupure Probaflor ist der Darm und besonders die Darmflora. Die enthaltenen Bakterienstämme siedeln sich im Darm an und können so die *Zusammensetzung des Mikrobioms beeinflussen* sowie verändern. Durch die gezielte Auswahl von positiv wirkenden Bakterienstämmen sollen sich diese im Verdauungstrakt nicht nur vermehren, sondern auch andere, schädliche Bakterien verdrängen. Außerdem ist die Dosierung mit 20 Milliarden Bakterienkulturen pro Kapsel hoch genug gewählt, um die gewünschte Wirkung zu erzielen.

Die Veränderung der Komposition des Mikrobioms führt zu veränderten *Stoffwechselprozessen* im Darm und kann so weitreichende Wirkungen entfalten. Diese können zu einer verbesserten Verdauung führen und auch hilfreich bei Verstopfungen oder Durchfall sein. Zudem können aber auch weitreichende Effekte auf den gesamten Körper erzielt werden. Diese können von einem höheren Energielevel des Konsumenten über ein *effektiveres Immunsystem* bis hin zu effizienteren Entgiftungsprozessen des Körpers reichen.

Zusätzlich beinhaltet Probaflor das Präbiotikum *Inulin*. Das ist ein unverdaulicher Ballaststoff, der jedoch den Bakterien im Darm als Nahrung dient und somit zu einer erhöhten Vermehrung jener Bakterien führen soll, die das Mikrobiom förderlich beeinflussen

Probaflor ist für Personen gedacht, die unter Verdauungsproblemen leiden. Durch die darin enthaltenen Bakterienkulturen vermag es, das Mikrobiom positiv zu beeinflussen und in weiterer Folge für einen gesunden Verdauungstrakt zu sorgen. Allerdings gibt Nupure an, dass das Präparat nicht für Schwangere und Stillende geeignet ist. Außerdem sollte es nicht von Kindern konsumiert werden, denn es wurde speziell für die Anwendung von Erwachsenen konzipiert. Für Kinder gibt es ein eigens entwickeltes Mittel namens Nupure Probaflor Junior.

Wir haben einen vierwöchigen Selbsttest gemacht, um die Wirkung von Nupure Probaflor nicht nur theoretisch bestätigen zu können. Daher hat unsere Testerin Nicole das Präparat jeden Morgen vor dem Frühstück eingenommen, genauso, wie es der Hersteller empfiehlt. Unsere Ergebnisse teilen wir Ihnen hier mit.

Woche 1

Nicole begann mit der Einnahme von Probaflor. Innerhalb der ersten Woche konnte sie allerdings keine Veränderungen feststellen.

Woche 2

In der zweiten Woche unseres Tests verspürte Nicole ebenfalls wenig Effekte. Jedoch nahm sie eine Verbesserung ihrer Verdauung wahr und beschrieb ein angenehmeres Gefühl im Bauch.

Woche 3

Die dritte Woche unserer Testerin war bereits von mehreren positiven Effekten geprägt. Sie berichtete von einem deutlich angenehmeren Bauchgefühl, regelmäßigerem Stuhlgang sowie besserer Verdauung.

Woche 4
Die Wirkungen aus der dritten Woche verbesserten sich in Woche vier noch ein wenig und hielten an.

Gibt es eine weitere wirksame Alternative?
Zwar überzeugt Nupure Probaflor mit einer besonders starken Wirkung, aber es gibt noch viele weitere Produkte auf dem Markt, die sich förderlich auf die Darmgesundheit auswirken können und auch über andere Wirkmechanismen verfügen. Daher stellen wir Ihnen hier eine Alternative zu diesem wunderbaren Präparat vor.

Bewertungen Probaflor

Deutliche Verbesserung des Befindens
Stephan V. schreibt am 05.02.2023
Ich habe mich auch für Probaflor entschieden, wegen der hohen Dosierung pro Kapsel. Seitdem ich es jetzt aktuell nehme, merke ich eine deutliche Besserung! Meine Beschwerden haben sich erheblich reduziert und die Verträglichkeit ist sehr gut. Dazu kommt: Das Preis/Leistungs-Verhältnis ist bei Probaflor sehr gut.

Super!

Sandra B. schreibt am 31.01.2023

Ich habe das Produkt nun schon zum wiederholten Male gekauft und bin absolut überzeugt und sehr zufrieden. Hat mir sehr geholfen, meinen Magen/Darm wieder aufzubauen.

Ich leide unter Entzündungen und das half mir.

Claudia F. schreibt am 29.01.2023

Ich habe es mir selbst ausgesucht und würde es auch immer wieder weiterempfehlen. Ich finde es aber trotzdem etwas zu teuer. Ich habe die 90er-Packung bestellt und ich habe diese auch bis zum Ende eingenommen. Da es Kapseln sind und sie eine glatte Oberfläche haben, ging es sehr gut, wenn man bedenkt, dass ich mit dem Schlucken von Tabletten Probleme habe.

Besserung Neurodermitis

Kathrin H. schreibt am 28.01.2023

Eigentlich habe ich Probaflor gekauft, um etwas gegen meine Bauchschmerzen zu machen. Ich nehme das Produkt jetzt seit 14 Tagen. Meine Bauchschmerzen sind weg. Ich habe keine Probleme mehr mit unregelmäßigem Stuhlgang, aber – und das freut mich viel mehr – meine Neurodermitis bessert sich von Tag zu Tag. Allein dafür lohnt es sich, Probaflor zu kaufen. Wichtig ist vielleicht noch zu sagen, dass in den ersten 3–4 Tagen nach der Einnahme mächtig Bewegung im Darm war. Aber es lohnt sich wirklich, mit der Einnahme durchzuhalten.

Sehr gutes Produkt

Andrea H. schreibt am 27.01.2023

Ich nehme das Probiotikum regelmäßig ein und habe dadurch keine Probleme mehr mit der Verdauung. Ich kann das Produkt auf jeden Fall weiterempfehlen. Auch nach Antibiotika-Einnahme ist das Probiotikum sehr zu empfehlen.

Darmaufbau

Katrin M. schreibt am 19.01.2023

Habe das Produkt nach einer Antibiotika-Einnahme bestellt zum Aufbau der Darmflora und bin begeistert. Bin sehr zufrieden und habe es schon mehrmals gekauft.

Sehr gut

Gisela S. schreibt am 18.01.2023

Durch Internetrecherche und Meinungsbildung in Warentests bin ich auf das Produkt aufmerksam geworden. Das Preis/Leistungs-Verhältnis ist super! Ich werde das Produkt gerne in meiner Familie und im Bekanntenkreis weiterempfehlen. Ich werde die Kur 90 Tage machen.

Sehr gut

Marion R. schreibt am 17.01.2023

Wir haben das Produkt schon mehrfach genommen, zunächst zur Darmsanierung, jetzt als Kur und zur Pflege. Sind sehr zufrieden. Gutes Preis/ Leistungs-Verhältnis.

Es tut einfach gut

Sandra A. schreibt am 14.01.2023

Im letzten Jahr nahm ich Probaflor für drei Monate. Es regulierte die Darmtätigkeit, mein Darm fühlte sich wohler, ich fühlte mich fitter, mein Hautbild verbesserte sich. Nach einer Pause von drei Monaten hatte ich das Gefühl, dass mir Probaflor im Darm fehlte. Das leichte, gesunde Gefühl im Bauch fehlte. Also werde ich es nun wieder für drei Monate einnehmen. Ich fühle mich wohl damit und spüre keinerlei Nebenwirkungen. Ich empfehle es uneingeschränkt weiter!

Seitdem ich die Kapseln nehme, habe ich keine Stuhlgangprobleme mehr

Sabine K. schreibt am 10.01.2023

Ich habe das Produkt im Internet gefunden und ausprobiert und bin dabei geblieben. Ich habe seitdem keine Stuhlgangprobleme mehr. Daher eine Kaufempfehlung.

Darmregulierung

Kerstin S. schreibt am 10.01.2023

Stetige Verbesserung regelmäßiger Stuhlgang. Blähungen verbessert. Wohlbefinden ebenso. Vor allem scheine ich das Essen besser zu vertragen. Vorher hatte ich häufigen Wechsel zwischen Verstopfung und Durchfall. Dies scheint jetzt vorbei zu sein.

Bin sehr zufrieden

Elena S. schreibt am 09.01.2023

Gutes Produkt, hat mir bei Reizdarm und dazugehörenden Symptomen wie Blähbauch und Durchfall geholfen. Leider waren nach einem Jahr die Symptome wieder da. Habe jetzt zum zweiten Mal bestellt.

Kein Blähbauch mehr

Valerija F. schreibt am 03.01.2023

Ich bin sehr zufrieden gewesen, da ich keinen aufgeblähten Bauch mehr hatte, egal was ich gegessen habe, habe mich federleicht gefühlt. Jetzt werde ich sie nach Antibiotika nehmen, um meine Darmfunktion wieder zu normalisieren. Und das wird sicher wieder gut funktionieren.

Darmgesundheit

Mahuti schreibt am 02.01.2023

Eigentlich habe ich dieses Produkt zur Nachversorgung einer Antibiotika-Behandlung gekauft. Als positiver Effekt ergab sich ein guter Stuhlgang, den ich bislang nie gekannt habe. Außerdem sind die lästigen Blähungen abgeklungen. Viel mehr Worte braucht es dazu sicher nicht.

Gut wirksames Probiotikum

Heidi S. schreibt am 30.12.2022

Seit ich Probaflor einnehme, habe ich einen vernünftigen Stuhlgang und ein gutes Darmgefühl. Im Vergleich mit ähnlichen Produkten mit gleichen Bakterienstämmen ist Probaflor bislang am wirksamsten.

Große Hilfe

Martina W. schreibt am 28.12.2022

Das Produkt hat mir schnell geholfen, meinen Darm zu regulieren. Ich kann die Kapseln sehr empfehlen! Keine Probleme mehr mit Blähungen und Bauchkrämpfen und alles essen zu können ist ein schönes neues Lebensgefühl!

***

Mit Mutaflor habe ich auch sehr gute Erfahrungen gemacht. Es hat auch vonseiten der Verbraucher sehr gute Kritiken erhalten. Der Nachteil ist: Man muss das Darmtherapeutikum kühl lagern. Der Wirkstoff ist E. Coli. Stamm Nissle 1917.

Nutra Digest

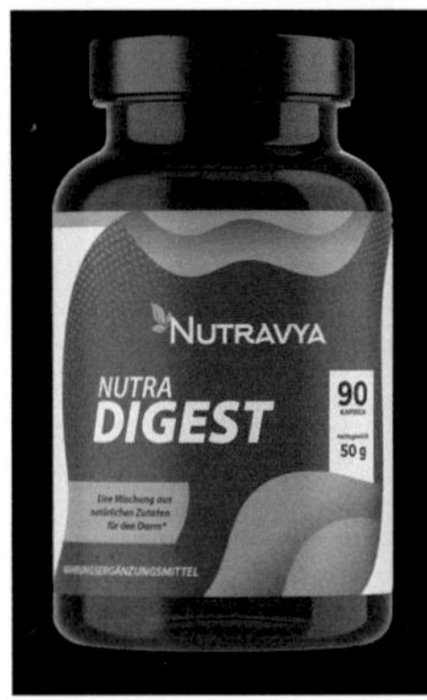

Bewertet mit 5.00 von 5

Wirkstoffkombination zur Unterstützung der Darmgesundheit. Diese einzigartige Wirkstoffformel fördert eine gesunde Darmflora und unterstützt Ihre Darmgesundheit somit auf ganz natürliche Weise. Ein gesunder Darm ist der Schlüssel zu Ihrer Gesundheit und Ihrem täglichen Wohlbefinden. Nutra Digest vereint 16 rein natürliche Wirkstoffe in einer einzigen kraftvollen Formulierung, die speziell entwickelt wurde, um Ihren Organismus vor Endotoxinen zu schützen und Ihr allgemeines körperliches Wohlbefinden zu fördern.

Produktbeschreibung

»Jede Krankheit beginnt im Darm« – Hippokrates

Hippokrates, der Urvater der modernen Medizin, war ein brillanter Visionär. Seine Aussagen haben über 2000 Jahre Modernisierung und wissenschaftlichen Fortschritt überlebt. Wir vertreten die Meinung, dass viele Stoffwechselerkrankungen im Darm beginnen. Die Darmbakterien in unserem Verdauungstrakt sowie in unserer Darmwand spielen eine entscheidende Rolle.

Aus diesem Grund haben wir uns entschieden, Nutra Digest speziell zur Unterstützung Ihres Darms und zur Förderung einer gesunden Darmwand zu entwickeln. Wie Sie jetzt wissen, ist die Aufrechterhaltung der Darmgesundheit die bestmögliche Lösung, um Ihren Stoffwechsel täglich in Topform zu halten. Wir haben insbesondere natürliche Inhaltsstoffe erforscht, um Ihnen dabei zu helfen.

Wer sollte Nutra Digest verwenden?

Nutra Digest enthält nur 100 % natürliche und sichere Inhaltsstoffe. Die Formel wird in einer unabhängigen Einrichtung auf Sicherheit, Qualität und Reinheit geprüft. Es wurden keine Nebenwirkungen gemeldet.

Nutra Digest ist eine gesunde Ergänzung, die entwickelt wurde, um Ihren Körper auf natürliche Weise zu unterstützen. Dies ist kein Ersatz für verschreibungspflichtige Medikamente.

Was ist in Nutra Digest enthalten?

Magnesium, Zink, L-Glutamin, Traubenkernextrakt, Süßholzwurzelpulver, Wermutpulver, Zimtrindenpulver, Maitake Extrakt, rote Beeren Mix bestehend aus Himbeerpulver, Erdbeerpulver, Heidelbeerpulver, Kirschpulver, Holunderbeerenpulver, Cranberrypulver, Nelkenpulver, Grapefruitkern Extrakt, schwarzer Pfeffer, Eibischwurzelpulver und Berberin.

Wie verwende ich Nutra Digest?

Nutra Digest ist einfach zu verwenden. Nehmen Sie einfach drei leicht zu schluckende Kapseln pro Tag. Ich empfehle Ihnen, die drei Kapseln mit Ihrer größten Mahlzeit des Tages einzunehmen. Sie können auch eine einzelne Kapsel mit jeder Mahlzeit einnehmen, wenn Sie möchten.

Wann kann man mit Ergebnissen rechnen?

Viele Anwender berichten von einer deutlichen Verbesserung der Verdauung, der Energie und der allgemeinen Gesundheit innerhalb weniger Tage nach der ersten Einnahme von Nutra Digest. Für viele Benutzer wurden die größten Ergebnisse jedoch zuerst über einen Zeitraum von zwei bis drei Wochen festgestellt. Bitte wie angegeben verwenden.

Bewertungen für Nutra Digest

Bewertet mit 5 von 5

Johann Miller – Mai 12, 2019

Ich bin ganz begeistert, nehme sie seit einer Woche und meine Frau sagte, was mit mir los ist, bin ruhiger geworden und sehr ausgeglichen, ich kenne mich selbst nicht mehr. Anfangs dachte ich, da werde ich bei so einem Preis übers Ohr gehauen, aber ich kann nur sagen, ich bin ganz begeistert, endlich mal was, das mir hilft, ich möchte mich auf diesem Weg bedanken. lg Hans

Bewertet mit 5 von 5

Erich – Juli 20, 2019

super

Bewertet mit 5 von 5

Harald – Februar 13, 2020

Klasse Produkt für wenig Geld

Bewertet mit 5 von 5

Brigitte (verifizierter Besitzer) – Juni 15, 2022

Super Produkt, probiert es aus und ihr werdet nach wenigen Tagen begeistert sein. Darmwand wieder stabil, fühlt sich wie eingeölt an. Meine Haut wieder frei von Akne. Vielen Dank für das tolle Produkt.

Bewertet mit 5 von 5

Johann Kerscher – Juli 10, 2022

Für mich das absolute Darmwundermittel!!! Nach einer Woche: Stuhlgang, Bauchdruck und Völlegefühl alles verschwunden. Kann es nur jedem empfehlen …

Bewertet mit 5 von 5

Gertrud Schmitz – Juli 11, 2022

Ich bin mit diesem Mittel sehr zufrieden, besitze wieder mehr Ausdauer, bin nervlich nicht mehr so schnell erregbar und habe eine gute Verdauung. Was ich mir noch von Herzen wünsche: meine wirklich heftigen Blähungen loszuwerden. Aus diesem Grunde bestelle ich heute noch einmal Nutra Digest. Ich hoffe, dass mein Darm bei noch längerer Einnahme auch davon erlöst wird. Von ganzem

Herzen möchte ich mich bei Ihnen bedanken für den bisher zu spürenden Erfolg. G. Schmitz

Bewertet mit 5 von 5

Karin – Juli 13, 2022

Sehr gute Hilfe beim Erreichen eines gesunden Darms.

Bewertet mit 5 von 5

Bernd – August 6, 2022

Habe alles Mögliche ausprobiert, hatte in der Nacht immer Magendrücken und Blähungen. Nach der Einnahme nur einer Kapsel am Tag beim Abendessen spürte ich nach drei Tagen eine deutliche Verdauungs- und damit verbundene Schlafverbesserung.

Bewertet mit 5 von 5

Anna (verifizierter Besitzer) – August 18, 2022

Bin begeistert, habe eine träge Verdauung, seit ich denken kann. Ernähre mich ballaststoffreich mit Vollkorn, viel Obst und Gemüse wegen meiner Verdauung und weil es mir schmeckt. Trotzdem habe ich immer wieder Darmprobleme! Mit Nutra Digest funktioniert alles super und ich fühle mich sehr wohl und fit!

pc medicus colon*

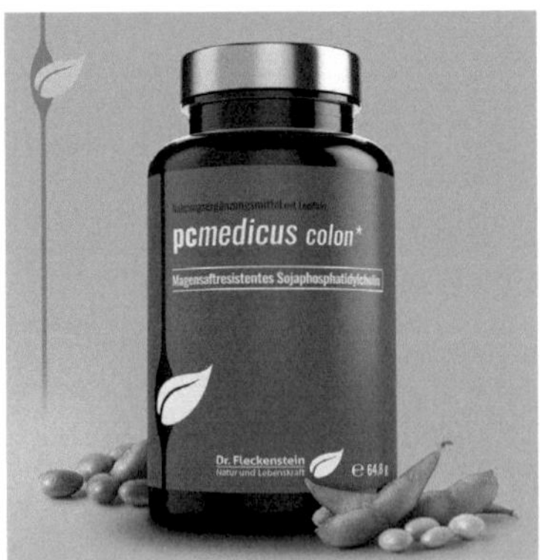

Veganes Nahrungsergänzungsmittel mit magensaftresistentem Lecithin zur täglichen Einnahme (magensaftresistente Hartkapseln zur täglichen Einnahme)

Produktvorteile im Überblick

- *Colon (Dickdarm) bezieht sich ausschließlich auf den Ort der Freisetzung des Lecithins
- Spezielle Kapsel-Versiegelung
- Hochdosiert: 180 mg Phosphatidylcholin pro Kapsel
- Basierend auf Studienergebnissen der Universität Heidelberg
- 100 Prozent vegan

Unser Produkt pcmedicus colon* beinhaltet ein hochdosiertes Soja-Lecithin-Pulver in einer veganen Kapsel. Die Kapseln wurden durch eine besondere Beschichtung mit Methacrylsäure, Methylacrylat und Methylmethacrylat derart versiegelt, dass der Kapselinhalt erst im Colon* (Dickdarm) freigesetzt wird. Pro Kapsel sind 180 mg Phosphatidylcholin enthalten. Eine Dose beinhaltet 90 Kapseln, was einer Gesamtmenge von 16,2 g Phosphatidylcholin entspricht.

Das Produkt pc medicus colon ist zu 100 Prozent vegan und somit sowohl für Vegetarier und Veganer als auch für Menschen mit besonderen Ernährungsgewohnheiten bestens geeignet. Auch Personen mit Intoleranzen und Allergien profitieren von der einfachen Einnahmeform als Kapsel.

*Die Angabe »Colon (Dickdarm)« steht ausschließlich für den Ort, an dem das Lecithin im Körper freigesetzt wird.

Bewertungen von PC medicus colon

5,0 von 5 Sternen – Zu empfehlen bei chronischen Darmerkrankungen!

Kundenrezension aus Deutschland am 18. Juni 2019

Seit einer Weile ist PC medicus 2.0S auch über Amazon bestellbar. Früher waren es 180 Kapseln in einer Dose, nun wurde die Verpackung geändert und es sind 90 je Dose + zwei Mal 90 sind jetzt günstiger im Vergleich zu damals. – Befürwortet von meinem Arzt nehme ich statt 3 × 2 über den Tag 1 × 5 am Morgen und habe damit gute Erfahrungen gemacht und kann es nur empfehlen. – In einer CED-Langzeitstudie der Uniklinik Heidelberg wurde untersucht und bewiesen, dass bei entzündlichen Darmerkrankungen (z. B. Colitis ulcerosa) das in Lecithin vorkommende Phosphatidylcholin die Regeneration der Darmschleimhaut unterstützt. In diesem oralen Präparat ist es, meines Wissens einzigartig, mit über 83 % Anteil enthalten. Damit es auch den ganzen Darm erreicht und nicht verfrüht schon verstoffwechselt wird, ist es notwendig magensaftresistent verkapselt. Das hilft, die Regeneration der Darmschleimhaut vor Ort zu unterstützen und somit Schübe zu verhindern und Symptome zu mildern.

Hilft tatsächlich bei Entzündungen im Dickdarm (CU). Siehe Heidelberger Studie …

Kundenrezension aus Deutschland am 10. Februar 2020

Bis zur Wirksamkeit dauert es ein paar Wochen. Aber bei regelmäßiger Anwendung helfen die Kapseln, die Schleimhaut zu stärken. Mit den richtigen Probiotika kann man die natürliche Darmflora wieder langsam aufbauen. Das kann allerdings mehrere Monate bis zu ein paar Jahren dauern. Einen Versuch ist es in jedem Fall wert, bevor man mit TNF-Blockern beginnt. Seit ich die Kapseln nehme, kann ich auch wieder normales Brot (Sauerteig/ Holzofen) essen und nicht nur die glutenfreien Backwaren, die noch mehr Chemie enthalten als Fruchtzwerge.

Meine 21-jährige Tochter nimmt PC medicus 2.0s seit Längerem regelmäßig ein und es hilft ihr, bei der chronischen Darmerkrankung Colitis ulcerosa stärkere Schübe zu vermeiden, sodass sie auf die längerfristige Einnahme von Medikamenten wie Cortison und auch teure Immunsuppressiva in der Regel verzichten kann.

5,0 von 5 Sternen – Colitis ulcerosa

Kundenrezension aus Deutschland am 5. Februar 2021

VERIFIZIERTER KAUF

Seit ca. 2 Jahren nehme ich diese Tabletten in Kombination mit verschiedenen Darmbakterien, aktuell Darmflorakapseln ebenfalls von Dr. Fleckenstein der Einfachheit halber ein und hatte keinen Schub mehr. Ich bin sehr überrascht und hoffe sehr, dass das so bleibt!

Kundenrezension aus Deutschland am 30. Juli 2019

VERIFIZIERTER KAUF

Mir wurde PC medicus 2.0 S von einem Verwandten empfohlen. Er leidet an Colitis ulcerosa. Ich leide seit 23 Jahren an Morbus Crohn und nehme PC medicus 2.0 S seit sieben Monaten. Nach 4,5 Monaten hat sich eine eindeutige Verbesserung meiner Symptome eingestellt. Meine Bauchkrämpfe sind weniger bis gar nicht mehr vorhanden. Ich fühle mich allgemein besser!

Kundenrezension aus Deutschland am 20. Januar 2020

Ich habe seit über 14 Jahren Colitis ulcerosa und schon einiges hinter mir. Vor allem einiges an verschiedenen Medikamenten von Prednisolon über Antibiotika, Mesalazin und Aza (in allen Varianten und hoch dosiert). Die Nebenwirkungen sind schrecklich und der Erfolg auf Dauer sehr gering. Behandelt werden damit nur die Symptome. Habe auch schon Diverses zusätzlich probiert, Flohsamenkerne und -schalen, antioxidantische Ernährung, Symbioflor-Darmbakterien, Ernährung allgemein, Homöopathie. Nehme die Kapseln schon einige Jahre und mir geht es besser als früher! Weniger Schübe und wenn, dann lange nicht mehr so heftig! In Verbindung mit dem, worauf ich zusätzlich achte und was ich zu mir nehme, habe ich gute Erfolge. Mein Gastro-Arzt gibt mir auch schon seit Längerem Daumen hoch!

Ich habe damals die Heidelberg-Studie rege verfolgt und war schwer enttäuscht, als es erst so aussah, als würden die Kapseln nie auf den Markt kommen. Umso erfreuter war ich, als ich von PC Medicus erfahren habe, und nehme es, seit es erhältlich ist!

Ich kann es nur jedem empfehlen, es auszuprobieren. Leider kommt es wohl darauf an, wie schwer der Darm bzw. die Schleimhäute schon geschädigt sind. Und man braucht Geduld! Es sind also deswegen keine Fake-Bewertungen (wie unten einer geschrieben hat), wenn es nicht jedem hilft.

Meine Rettung im Colitis-Schub!

Kundenrezension aus Deutschland am 15. Oktober 2021

VERIFIZIERTER KAUF

Seit Februar befinde ich mich im zweiten schweren Colitis-ulcerosa-Schub meines Lebens. Ich hatte 20 Jahre Ruhe und nun große Probleme, vom Cortison runterzukommen. Ab einer Dosisreduktion auf 5 wurde es wieder schmerzhaft und blutig. Mir drohten Immunsuppressiva, die ich auf keinen Fall nehmen möchte. Ich habe schon so viel versucht – Kurkuma, Weihrauch usw., seit drei Wochen nehme ich nun die Lecithin-Kapseln (hatte von der Heidelberger-Studie gelesen) und konnte derweil das Cortison auf 2,5 reduzieren. Inzwischen muss ich nachts gar nicht mehr zur Toilette (war wieder bei vier Gängen angelangt) und tagsüber nur noch morgens zwei- bis dreimal, ohne Schmerzen und ohne Blut. So gut ging es mir seit Januar nicht mehr und es geht mir jeden Tag besser. Wer die Krankheit kennt, kann sich vielleicht ungefähr meine Dankbarkeit vorstellen. Ich mache also weiter mit den Kapseln und kann wirklich eine große Empfehlung aussprechen!

Die Beschreibung der Medikamente, sowie die Bewertungen wurden dem Internet entnommen.

Sicher aus dem Haus gehen

Wenn jemand weiß, wie es Ihnen geht, dann bin ich das. Man möchte das Haus nicht mehr verlassen, nicht mehr zur Arbeit gehen. Man sucht immer wieder nach neuen Ausreden, wenn Freunde kommen, die mit einem ausgehen möchten. Wie: »habe heute gar keine Lust«, »bin gerade müde«, »bekomme bald Besuch«, »mir geht es gerade nicht so gut« u. v. m. Ich habe auch einige Freunde dadurch verloren, man sagte: »Seit du krank bist, ist mit dir nichts mehr los.« Es hat mich sehr gekränkt, aber wer konnte mich verstehen? Wer das noch nie selbst durchgemacht hat, kann Sie auch nicht verstehen. Ich habe mich auch im Fitnesscenter abgemeldet. Aber auf solche Freunde kann man auch verzichten. Sie werden dann aber auch feststellen, wie viele wahre Freunde Sie tatsächlich haben. Ich habe grundsätzlich nie etwas gegessen, wenn ich aus dem Haus ging, das gab mir irgendwie Sicherheit. Ich dachte: Wenn der Darm leer ist, kann auch nichts passieren. Wenn der Schub schlimm war, nahm ich immer eine Imodium akut Duo. »Duo« steht auch für Blähungen und Darmschmerzen. Wenn ich gerade keinen Schub hatte, nahm ich zwei Perenterol, nur zur Sicherheit.

Das Ganze spielte sich auch schon in meinem Kopf ab.

Aber Ihr Leben ist noch nicht vorbei, kämpfen Sie.

Ich nehme nur noch diese drei Medikamente,

- 1 × Probaflor,
- 3 × am Tag 1 Nutra Digest
- 3 × am Tag 1 pc medicus colon.

Mittlerweile habe ich die Tabletten auf

- 1 × Probaflor,
- 2 × Nutra Digest und
- 2 × pc medicus colon

reduziert.

Und es geht mir noch immer sehr gut. Mein Darm arbeitet nun ganz normal. Es ist wie ein Wunder, man kann es kaum glauben.

Die Sicherheit kommt zurück

Sie werden sehen, die Sicherheit kommt wieder zurück. Sie denken nicht mehr an die Toiletten, die Sie finden müssen, wenn Sie an unbekannten Orten sind, oder ob Ihr Urlaub wieder einmal ausfällt. Ob Sie mit Ihrem Partner intim werden können. Oder ob die Nacht zum Tag wird, da Sie wieder die halbe Nacht auf der Toilette verbringen müssen. Der ganze Druck ist weg. Sie können ihr Leben wieder genießen. Aber es braucht etwas Zeit, bis die Medikamente wirken. Bei einem früher, beim anderen später, aber bitte haben Sie Geduld.

Bis Sie so weit sind, essen Sie nur ganz wenig, bevor Sie das Haus verlassen. Keine Wurst oder fette Lebensmittel. Essen Sie einen trockenen Zwieback, eine Brezel oder eine Banane. Biobananen sind das beste Obst überhaupt bei Darmproblemen. Sie haben mir sehr viel geholfen. Kaufen Sie sich Tena Lady Höschen schwarz, die sehen auch noch gut aus, machen Sie noch eine Slipeinlage rein, Sie werden sehen, es gibt Ihnen die Sicherheit, die Sie brauchen. Für Herren gibt es auch solche Unterhosen. Nun gibt es aber auch schon die neuen Periodenhöschen für Frauen, diese geben auch Sicherheit, da nichts auslaufen kann.

Das Buch ist nicht nur für Frauen geschrieben, denn auch Männer haben Colitis ulcerosa. Wenn die Ärzte Ihnen raten, sich einen künstlichen Darmausgang machen zu lassen, seien Sie auf keinen Fall zu voreilig. Holen Sie noch eine Zweit- oder Drittmeinung ein. Auch sehr hilfreich war das Mittel Perenterol gegen Durchfall für mich. Es wird leider auch nicht vom Arzt verschrieben und ist nicht gerade günstig. Bitte verzweifeln Sie nicht, denn Sie sind auf einem sehr guten Weg mit diesen Maßnahmen. Bald werden Sie Ihr Leben wieder in vollen Zügen genießen können, so wie ich es auch wieder kann. Meine Ausgaben belaufen sich auf ca. 40 Euro im Monat für diese Medikamente. Ich werde niemals aufhören, diese Medikamente zu nehmen, denn ich möchte es nicht riskieren, wieder einen Rückfall zu bekommen. Dafür war die Erinnerung an die Zeit davor so furchtbar schmerzhaft. Ich würde diese Krankheit als den Vorhof zur Hölle bezeichnen. Und ich habe viele Jahre nach diesen natürlichen Mitteln gesucht und sie erst jetzt gefunden. Mein ganzes Streben war immer, weg von Cortison und den anderen Mitteln mit den vielen Nebenwirkungen zu kommen. Nutra

Digest wurde von meinem Lebensgefährten im Internet gefunden und ich bin sehr dankbar dafür.

Bis eine Darmschleimhaut wieder gesund wird, kann es zwischen drei bis zwölf Monate dauern, erst dann hat sie sich wieder erholt. Das richtige Darmbakterium entscheidet auch darüber, ob Sie als Person schlank oder kräftig sind. Sie sind aber nicht machtlos! Hören Sie auf Ihr Bauchgefühl oder lassen Sie Ihre Darmflora untersuchen. Die Untersuchung kostet ca. 120 Euro und wird nicht von der Kasse bezahlt.

Du bist, was du isst

Dieser Satz wird in unser aller Leben immer wichtiger. Wissenschaftler haben festgestellt, dass viele Lebensmittel bei den Menschen für den Ausbruch von Krebs und Darmerkrankungen verantwortlich sind. Aber was dürfen wir noch essen? Die Profitgier lässt die Industrie zu Maßnahmen greifen, die uns eher schaden als nutzen. Antibiotika in der Nahrung lassen eine Resistenz zu. Was bei schlimmen Krankheiten verheerende Folgen haben kann, weil die Wirkung ausbleibt. Denn wenn Sie täglich eine Dosis Antibiotika in Fleisch und Geflügel zu sich nehmen, kann das nicht gesund sein! Meinen Verzehr von Fleisch habe ich drastisch gesenkt. Sollte ich Fleisch kaufen, wenn ich Besuch bekomme oder mal eine gute Suppe kochen möchte, gehe ich zu einem Metzger, von dem ich weiß, wie die Tiere gehalten werden und wo sie herkommen.

Als ich bei einer Vogelschau mit Adlern hörte: »Unsere Adler dürfen kein Schweinefleisch essen, denn sie würden das nicht lange überleben«, dachte ich: »Nun esse ich auch kein Schweinefleisch mehr, denn wenn es dem Adler schadet, kann es auch für meine Familie nicht gesund sein.« Immer mehr Menschen werden Vegetarier, weil sie nicht mehr ertragen können, wie unsere Nutztiere leiden müssen. Sie werden uns gegeben, damit wir satt werden, aber nicht, dass sie bei uns Menschen durch die Hölle gehen. Tiere sind leider nur eine Sache.

Versuchen Sie, mehr Bio-Nahrung zu kaufen. Wenn es auch etwas teurer ist, aber die Menschen müssen auch zeigen, dass sie sich das nicht mehr gefallen lassen. Am gefährlichsten sind industriell hergestellte Lebensmittel. Sie haben die Eigenschaft, die Darmflora zu zerstören, ihren Blutdruck in die Höhe zu treiben oder im schlimmsten Fall Krebs auszulösen.

Es gibt einen Spruch, der besagt: »Lass die Nahrung deine Medizin sein.« Flavonoide schützen vor Herzinfarkt und Krebs. Sie sind hauptsächlich in dunkler Schokolade, dunklem Kakao und grünem Tee enthalten. Brokkoli, Nüsse und Beeren gehören ebenfalls zu den gesündesten Lebensmitteln. Aber Vorsicht, bitte ohne Gift-Cocktail.

Es gibt sie noch, die Bauern, denen unsere Erde etwas wert ist. Aber das ist auch mit höheren Kosten verbunden. Auch grüner Tee stand schon in der Kritik, durch die vielen Pestizide weniger die Gesundheit zu fördern als angenommen. Besonders Trauben werden oft zu viel gespritzt. Ich kann es schmecken. Und ich esse nur noch die Trauben, die in meinem Garten wachsen. Auch wenn man keinen Garten hat, kann man Gemüse und Obst auf dem Balkon pflanzen. Es hat den Vorteil, dass ihr Obst und Gemüse nicht von Schnecken vertilgt wird.

Die viele Chemie im Essen macht uns und unsere Kinder krank. Emulgatoren stehen im Verdacht, die Darmflora zu zerstören, den Darm zu entzünden und für Übergewicht zu sorgen. Darum werden auch unsere Kinder immer dicker, denn besonders in Süßigkeiten sind Emulgatoren enthalten. Man sollte das Menschenleben schützen und nicht dafür sorgen, dass man die Menschen krank macht. Da hat auch die Politik versagt. In der EU wird geregelt, ob die Bananen und Gurken, die zu krumm sind, noch verkauft werden dürfen. Auch die Mindestmaße für Kartoffeln werden festgelegt. Aber Gifte in der Nahrung stellen kein Problem dar. Da werden die Obergrenzen immer wieder angehoben. Hormonfleisch, Chemiebrötchen, Pestizide und Antibiotika, alles wird legalisiert. Wo bleibt dabei der Mensch? Wird es bewusst in Kauf genommen, dass wir krank werden?

Erst kürzlich sah ich einen Bericht, wie giftig Lachs ist. Schwangere und Kinder sollten ihn nicht mehr essen. Aber jeden Tag eine Dosis Gift, und der Körper gewöhnt sich daran. Fisch soll eines der giftigsten Lebensmittel geworden sein, wo Fisch doch einmal so gesund war. Vor einem Jahr habe ich in einem Restaurant Fisch gegessen. Beim ersten Bissen stellte ich fest, dass er nach Diesel schmeckte. Aber macht man Zitrone drauf, bleibt einem der Geschmack verborgen. Da ich keine Zitrone auf Fisch mag, konnte sich bei mir der giftige Geschmack entfalten. Damit die Zuchtlachse nicht erkranken, weil sie auf engstem Raum leben müssen, werden sie mit Antibiotika vollgepumpt. Zuchtfische werden mit Fischmehl, Pflanzenölen oder Fischöl gefüttert. Fischöl enthält das gesunde Omega 3. Werden die Tiere mit Pflanzenölen gefüttert, entsteht das ungesunde Omega 6. Aber Fischöle sind sehr teuer, so kann man sich denken, was meistens zum Einsatz kommt. Die rosa Farbe wird den Fischen zugesetzt. Der Zuchtfisch hätte sonst eine graue, hässliche Farbe und niemand würde ihn essen. Unsere Flüsse und Meere sind vergiftet. Wildfische sind durch die Verunreinigung der Meere mit Schwermetallen, industriellen Schadstoffen und Quecksilber in hohen Mengen ausgesetzt. Diese Gifte werden von der Industrie rücksichtslos in die Meere geleitet. Viele Fischarten sind seit dem Reaktorunglück in Fukushima verkrüppelt. Was wird uns Menschen und den Tieren noch alles zugemutet? Das war nicht Gottes Lebensplan für uns und auch nicht für unsere Tier- und Pflanzenwelt. Wir müssen mit der Natur liebevoller umgehen. Aber Geld ist Macht und Macht ist korrupt und gnadenlos. Selbst Politiker machen diese Spielchen mit, wenn es um die Macht der Großkonzerne geht. Diese spenden, und finanzieren die Wahlkämpfe und sichern das Überleben der Politiker. Niemand steht hinter der Gesundheit der Menschen und niemand schützt die Tiere und unsere Umwelt. Die EU hat sogar erlaubt, dass die Giftdosis um das Zehnfache erhöht werden darf. Wie z. B. das Nervengift Endosulfan. Das wirkt sich bei dem Menschen auf das Nervensystem aus. Alzheimer, Demenz und Parkinson sind auf dem Vormarsch. Meine Mutter und ihr Lebensgefährte hatten beide Parkinson. Diese Krankheiten wurden nun auch vermehrt bei Bauern festgestellt, weil sie mit diesen Giften arbeiten. Oft frage ich mich, was man überhaupt noch essen darf. Selbst das Sonntagsbrötchen soll nicht gesund sein. Unsere Milch, die man immer so gelobt hat, eines meiner Lieblingsgetränke, ist ebenfalls nicht mehr gesund. Ein Bauer, der nur 20 Cent für einen Liter Milch bekommt, kann nur einen Mindeststandard in seine Arbeit und in das Futter investieren. Da ist auch der gesunde Menschenverstand der Verbraucher gefordert. Ich kann Ihnen nur empfehlen, kaufen sie nur Bio, oder pflanzen sie, wenn möglich, Ihr eigenes Gemüse und Obst an. Und essen Sie viele verschiedene Lebensmittel. Kochen Sie Ihr Essen nicht in einer Alufolie, denn der Bestandteil des Aluminiums wird von dem Essen aufgenommen.

Eine abwechslungsreiche Kost kann das Risiko zu erkranken zumindest etwas reduzieren. Und stärken Sie Ihr Immunsystem durch Spaziergänge an der frischen Luft und mit Sport, wie Fahrradfahren und Schwimmen. Die Menschen können auch durch ihr Kaufverhalten etwas bewegen. Wenn Sie im Supermarkt ein Hähnchen kaufen, das 4,99 Euro kostet, können Sie sicher sein, das dieses Tier kein gutes Leben hatte. Sie werden mit Kraftfutter gefüttert und brechen unter der Last ihres Gewichtes fast zusammen. Sie haben ein kurzes, aber kein schönes Leben. Fast ein Drittel der Tiere kann nicht mehr richtig laufen. Außerdem sind sie anfälliger gegen Krankheiten. Ein glückliches Huhn, das auch mal raus in die Natur darf, ohne Antibiotika groß wird, müsste mindestens 16 Euro kosten, damit der Bauer einen Gewinn machen kann. Dass Tiere derart gequält werden, ihr Leben lang in dunklen Käfigen stehen, die so klein sind, dass sie sich kaum bewegen können, sollen und dürfen wir nicht unterstützen. Denn es handelt sich um Lebewesen, die von uns geschützt werden sollen. Wenn die Nachfrage nicht mehr da ist, wird es auch nicht mehr verkauft und somit nicht mehr produziert. Die Tiere würden somit nicht mehr gequält. Wir müssen den Konzernen zeigen, dass wir nicht mehr bereit sind, bei dieser Quälerei und Schinderei der Tiere weiter mitzumachen. Und wenn ein Tier schlecht gefüttert wurde, ist es auch schlecht für Sie als Konsument. Denn Ihr Körper nimmt alle Gifte auf. Nun werden einige von Ihnen denken, aber das ist teuer. Ich denke nicht, denn lieber nur einmal in der Woche Fleisch essen, anstatt dreimal, aber dafür gesundes. Alkohol und Zigaretten sind auch Krankmacher und man sollte darüber nachdenken, den Konsum etwas zu reduzieren.

Nachwort

Ich wollte nicht mit meiner Krankheit prahlen oder Geld damit verdienen. Dazu ist das Thema zu traurig und auch zu beschämend. Außerdem wird man vom Bücherschreiben nicht reich. Zudem ist es mehr als traurig, wenn man so viel leiden muss. Das war auch der einzige Grund für dieses Buch! Ich will den Menschen da draußen, die ebenfalls durch die Hölle gehen, helfen. Ich habe auch schon oft gehört, im Internet z. B. auf YouTube, dass Menschen nicht mehr leben wollten, weil die Krankheit so furchtbar ist. Man verliert die meisten seiner Freundschaften, denn niemand kann verstehen, wie man leidet. Oder warum man an manchen Tagen das Haus nicht verlassen kann. Man möchte schon, aber man kann einfach nicht. Selbst zum Einkaufen gehen war für mich nicht einfach, denn die meisten Lebensmittelgeschäfte haben keine Toiletten. Oder wenn ich fragte: »Dürfte ich bitte Ihre Toilette benutzen?«, hieß es immer: »Wir haben keine Kundentoilette!« und ich musste das Geschäft schleunigst verlassen. Meistens ging ich dahin, zum Einkaufen, wo es Toiletten gab. Wenn ich etwas unternehmen wollte, ging dies nur am Morgen. Ich durfte nicht frühstücken, musste meine Imodium akut Duo nehmen, dann konnte ich das alles bewältigen. Aber verstehen konnte mich niemand. Warum auch, wenn man das nicht kennt? Man sagte sogar zu mir: »Hast du ein Glück, du kannst immer auf die Toilette gehen und nimmst nicht zu, du kannst quasi essen, was du willst.« Für viele Menschen, besonders für junge Menschen, können diese angespannte Situation und diese Isolation zu einer schweren psychischen Belastung werden. Denn alles, was für andere normal ist, wie Party, Urlaub, Sport, Essen, Sex, wird für den CU- oder Morbus-Crohn-Patienten zu einer extremen Ausnahmesituation. Deshalb haben Sie Mitgefühl und Verständnis für die Betroffenen.

Aber nun, nachdem ich die pflanzlichen Mittel gefunden habe, wurde ich wieder ganz gesund. Ich muss nichts mehr einnehmen, was Nebenwirkungen hat. Ich gehe am Tag nur noch einmal auf die Toilette, und das ohne Durchfall. Ich wollte mir die Hoffnung auf Heilung nicht zerstören lassen und habe unermüdlich nach den passenden Mitteln gesucht. Es war zwar sehr teuer, aber es hat sich gelohnt. Mein Leben ist nun wieder wie vor CU, im Gegenteil, noch viel, viel besser, weil ich nun weiß, wie kostbar Gesundheit ist. Und ich habe durch meine Situation mehr Verständnis und Mitgefühl für kranke Menschen gewonnen.

Das Buch wurde nur geschrieben, um auch Ihnen zu helfen, und das wünsche ich Ihnen von ganzem Herzen. **Werden Sie bald wieder gesund** und das ist möglich, auch wenn es heißt, diese Krankheit ist unheilbar.

Bücher, die im Mato-Verlag erschienen sind:

Südafrika schön und preiswert
ISBN 978-3-927003-23-1, Euro 15.

Namibia schön und preiswert mit Kapstadt, Wein- und Gartenroute ISBN 978-3-927003-29-3, Euro 15.

Arbeitslosigkeit, Glück oder Unglück?
ISBN 978-3-936795-93-6, Euro 7,50

Schönheitsoperationen: Vom hässlichen Entchen zum schönen Schwan ISBN 978-3-936795-96-7, Euro 11,90

Piloten küsst man nicht! Roman
ISBN 978-3-936795-99-8, Euro 12,90

Engel und die Verstorbenen sind unter uns
ISBN 978-3-936795-98-1, Euro 12,90

Phänomene und Kraft aus dem Jenseits
ISBN 978-3-936795-92-9, Euro 12,90

Engel und die Jenseitigen lieben uns
ISBN 978-3-936795-91-2, Euro 12,90

Angels and deceased loved ones are always with us
ISBN 978-3-936795-59-2, Euro 14,90

Erlebnisse mit Engeln und Verstorbenen
ISBN 978-3-936795-58-5, Euro 12,90

Seid nicht traurig, wir leben weiter
ISBN 978-3-936795-57-8, Euro 12,90

Das Jenseits ist kein Ort zum Schlafen
ISBN 978-3-936795-56-1, Euro 12,90

Meine Mama lebt. Gespräche mit meiner verstorbenen Mutter ISBN 978-3-936795-60-8

Auf Engel ist Verlass
ISBN 978-3-936795-61-5, 12,90 Euro

Single-Börsen-Queen sucht Traummann, Erlebnisse auf Internetportalen
ISBN 9-783-3-936795-62-2, Euro 12,90

Wie ich Colitis ulcerosa besiegte
ISBN 978-3-936795-77-6, Euro 12,90

Kinderbücher:

Die fleißige Biene Samantha
ISBN 978-3-936795-51-6, Euro 9,95

Die Elefanten Mini und Timba
ISBN 978-3-936795-52-3, Euro 9,95

Mato-Verlag, Tel./Fax: 08331-49 44 45

Inhaltsverzeichnis

Haftungsausschluss
Die hier dargestellten Vorgehensweisen dienen lediglich zur Information und unterliegen vollständig Ihrem eigenen Urteilsvermögen. Sie ersetzen nicht die fachlich fundierte Diagnose, Beratung oder Therapie bei Ihrem Arzt oder Heilpraktiker.

Die Autorin hat sich bemüht, die vorgestellten Themen verständlich und detailliert zu erläutern, sowie externe Informationen möglichst genau und vollständig wiederzugeben. Dennoch wird für eventuell fehlende, ungenaue oder fehlerhafte Inhalte oder Widersprüche keine Verantwortung oder Haftung übernommen.

Weder Autorin noch Verlag haften für Schäden, welcher Art auch immer, die sich aus der Anwendung der in diesem Buch geschilderten Methoden ergeben. Insbesondere übernehmen wir keine Haftung für Verbesserungen oder Verschlechterungen Ihres Gesundheitszustandes!